"十四五"职业教育国家规划教材

供中等职业教育护理等医学相关专业使用

中医护理

（第5版）

主　编　郝志红

副主编　林柳艺

编　者　（按姓氏汉语拼音排序）

郝志红（晋中市卫生学校）

林柳艺（梧州市卫生学校）

龙正英（桂东卫生学校）

牛继红（黑龙江省林业卫生学校）

王　蓉（吕梁市卫生学校）

王玉红（朝阳市卫生学校）

赵晓沁（广东云浮中医药职业学院）

科学出版社

北　京

内 容 简 介

本教材是“十四五”职业教育国家规划教材之一，包括绪论、阴阳五行学说、藏象学说、经络与腧穴、病因病机、诊法与辨证、中药与方剂、中医养生与防治（护理）原则、中医护理常识、中医适宜技术、常见病的护理及实训指导。语言简洁生动，图文并茂，在编写体例方面，以案例问题为导引，以医者仁心模块树德，以链接为拓展，考点标注明确，每章有自测题（配有答案），方便教与学。

本教材可供中等职业教育护理专业使用，也可作为临床技能培训教材使用。

图书在版编目（CIP）数据

中医护理 / 郝志红主编 . —5 版 . —北京：科学出版社，2021.10
“十四五”职业教育国家规划教材
ISBN 978-7-03-070489-4

Ⅰ. 中…　Ⅱ. 郝…　Ⅲ. 中医学－护理学－中等专业学校－教材　Ⅳ. R248

中国版本图书馆 CIP 数据核字（2021）第 225911 号

责任编辑：丁海燕 / 责任校对：杨　赛
责任印制：赵　博 / 封面设计：涿州锦晖

科学出版社 出版
北京东黄城根北街16号
邮政编码:100717
http://www.sciencep.com
天津市新科印刷有限公司印刷
科学出版社发行　各地新华书店经销
*
2004年 8 月第　一　版　开本：850×1168　1/16
2021年10月第　五　版　印张：10 1/2
2026年 1 月第三十次印刷　字数：248 000

定价：39.80元

（如有印装质量问题，我社负责调换）

前　言

党的二十大报告对新时代新征程上推进健康中国建设作出了新的战略部署，提出“把保障人民健康放在优先发展的战略位置”。这凸显了以人民为中心的发展思想，是推进中国式现代化的重要内涵。这对医药卫生事业提出了更高要求。贯彻落实党的二十大决策部署，积极推动健康事业发展，离不开人才队伍建设。“培养造就大批德才兼备的高素质人才，是国家和民族长远发展大计。”教材是教学内容的重要载体，是教学的重要依据、培养人才的重要保障。本次教材修订旨在贯彻党的二十大报告精神，坚持为党育人、为国育才。

《中医护理》是中等卫生职业教育创新教材之一，内容包括绪论、阴阳五行学说、藏象学说、经络与腧穴、病因病机、诊法与辨证、中药与方剂、中医养生与防治（护理）原则、中医护理常识、中医适宜技术、常见病的护理及实训指导。适用于中等职业教育护理专业。

本次教材修订对中医护理基础知识结构和具体内容进行了调整，经反复推敲，编写思路中“以就业为导向、以能力为本位、以发展技能为核心”，旨在突出特色，注重实践。考虑到中等职业教育学生的认知能力有限和对中医传统理论认识的缺乏，本教材的编写力求立足传承与创新，突出了理论系统性和临床实用性，对中医适宜技术及常见病的护理给予较详细介绍。内容提纲挈领、深入浅出，阐明具有中医特色的护理理论，发挥其在中医基础理论与临床护理辨证施护之间承上启下的桥梁作用。

本教材在编写过程中注重加强医德医风教育，着力培养学生“敬佑生命、救死扶伤、甘于奉献、大爱无疆”的医者精神，教材中的“医者仁心”模块，通过先进人物的事迹，在培养精湛医术的同时，引导学生始终把人民群众的生命安全和身体健康放在首位，尊重患者，善于沟通，提升综合素养和人文修养。

本教材是在对既往同类教材进行调查和总结的基础上进行编写的，综合了中医护理基础其他版本的优势，融入新的教学理念，彰显中医护理课程个性。有通俗易懂的案例，有拓展思维的链接，并根据课程特点编写中医护理实训教学内容，增强理论和技能的融合，培养学生独立思考问题、分析问题的能力。通过本门课程的学习，使学生掌握中医的基本理论和基本知识，初步掌握中医护理常用操作技术，为学习后续的相关课程奠定基础，也为学生适应职业变化、拓展职业技能和继续学习打下基础。

本教材是全体参编人员共同努力的成果，编者水平所限，可能存在不足之处。希望广大师生在使用过程中提出宝贵意见，以便本教材修订和完善。

郝志红

2023 年 6 月

配 套 资 源

欢迎登录“中科云教育”平台，**免费**数字化课程等你来！

本套教材配有图片、视频、音频、动画、题库、PPT 课件等数字化资源，持续更新，欢迎选用！

“中科云教育”平台数字化课程登录路径

电脑端

- 第一步：打开网址 http://www.coursegate.cn/short/GU5I6.action
- 第二步：注册、登录
- 第三步：点击上方导航栏“课程”，在右侧搜索栏搜索对应课程，开始学习

手机端

- 第一步：打开微信“扫一扫”，扫描下方二维码
- 第二步：注册、登录
- 第三步：用微信扫描上方二维码，进入课程，开始学习

PPT 课件：请在数字化课程各章节里下载！

目　录

绪　论

中医学，是在我国古代哲学思想影响和指导下，通过长期医疗实践，逐步形成并发展成为研究人体生命、健康及疾病的医学理论体系。中医护理学，是中医学重要的组成部分，是在中医学理论体系指导下，对人体辨证，运用中医护理技术实施护理，以预防疾病、促进健康、减轻痛苦的一门综合性应用学科。

第1节　中医学的发展简史

医者仁心

人民英雄——张伯礼

2020年1月下旬，国家卫生健康委组织国家医疗与防控高级别专家组赶赴武汉实地考察，新型冠状病毒肺炎疫情防控工作。72岁的张伯礼院士率领由来自天津、江苏、湖南等地的中医医疗团队组成的“中医国家队”，进驻武汉市江夏方舱中医院。这是由中医医疗团队整体接管的第一家方舱医院。张伯礼院士深入病区察看病患，亲自拟方，指导临床一线合理用药，取得显著成效，为疫情防控做出了重大贡献。2020年8月11日，张伯礼院士获得“人民英雄”国家荣誉称号。

中医学源远流长，是中华民族优秀文化的重要组成部分之一，是中国人民长期与疾病作斗争的丰富经验的总结。在中国古代医护同源，即医、药、护一体，中医护理虽未形成独立的专业，但中医护理随着中医学的发展而不断发展。

一、春秋战国至秦汉时期

中医学理论体系主要形成于春秋战国至秦汉时期，这一时期古代医药学家积累了丰富的医药学知识，并对其进行了系统总结，形成了相对完整的理论体系。

随着《黄帝内经》《难经》《伤寒杂病论》《神农本草经》等医学专著的成书，标志着中医学理论体系的初步形成，这四部著作被后世称为中医学的四大经典著作。中医学理论体系的基本确立，为后世中医学发展奠定了基础，同时也为中医护理学的形成与发展奠定了基础。

1.《黄帝内经》　简称《内经》，是我国现存最早的中医理论著作，其成书于春秋战国时期，包括《素问》《灵枢》两部分。该书不仅全面论述了中医学的思维方法，人与自然的关系，人体的组织结构、生理、病理及疾病的诊断、防治等，还记载了生活起居护理、情志护理、饮食护理、养生康复护理、预防护理（治未病），以及针灸、推拿、导引等护理技术。《内经》确立了中医学的理论原则和学术思想，奠定了中医学的理论基础，标志着中医学理论体系的形成，对后世中医学的发展产生了重大而深远的影响。

2.《难经》　以问答解释疑难的形式编撰而成，共讨论了81个问题，故又称《八十一难》，相传系战国秦越人（扁鹊）所撰。该书阐述了人体的结构、生理、病因、病机、诊断、治则和治法等，尤其是在脉诊、经络、命门和三焦等方面的论述。

3.《伤寒杂病论》 为东汉末年张仲景所著，被后世尊为“方书之祖”，是我国第一部临床医学著作，首创了中医辨证论治理论，在服药护理方面，对煎药方法、服药注意事项、服药后观察反应及饮食禁忌都有具体的介绍，还记载了多种用药护理的方法、急救护理的措施及饮食宜忌。该书经晋代医家王叔和编纂整理，分为《伤寒论》和《金匮要略》。

4.《神农本草经》 成书于汉代，是我国现存最早的药物学专著，提出了“四气五味”的药性理论；并根据药物的养生、治病及有无毒性等特点，分为上、中、下三品；还提出单行、相须、相使、相畏、相恶、相反、相杀的药物七情配伍理论；另外，明确了“治寒以热药，治热以寒药”的用药原则，书中黄连治痢、常山截疟、麻黄治喘、海藻治瘿瘤、水银治疥疮等，均是世界药物学史上最早的记载。

考点 中医学四大经典著作

二、魏晋隋唐时期

这一历史时期，中医基础理论及临床各科都取得了显著的成就，涌现出众多名医、名著，治疗疾病的方法逐渐形成以针药为主、以护理为辅的局面。

1.《脉经》 为晋代王叔和所撰，全面系统地论述了诊脉的理论与方法，奠定了脉学理论发展的基础，是我国第一部脉学专著。

2.《肘后备急方》 为晋代葛洪所撰，对各种急证、传染病及内、外、妇、五官、精神和骨伤各科病证都有论述。书中首创了口对口吹气法抢救猝死患者的复苏术，对创伤大出血的患者提出了禁食刺激性食物，避免过度活动与情绪波动等护理内容。

3.《针灸甲乙经》 为晋代皇甫谧所撰，建立了较完整的针灸理论体系，是我国现存第一部针灸学专著。

4.《诸病源候论》 为隋代巢元方等所撰，是我国第一部病因病机和证候学专著。

5.《备急千金要方》《千金翼方》 为唐代孙思邈所撰，详细记录了中医基础理论和临床各科的理、法、方、药，具有极高的学术价值。书中首创了“葱管导尿术”，这是世界上最早的导尿术，标志着护理技术日渐成熟；该书还记载了蜡疗法、热熨法和换药术等中医护理操作技术。

链接

大医精诚

在唐代药王孙思邈所著的《备急千金要方》中，提出了医德“诚”和医术“精”，开创了中国医学伦理学先河，弘扬了中医医德风范和医学学术思想，被历代医家奉为医德规范。“凡大医治病，必当安神定志，无欲无求，先发大慈恻隐之心，誓愿普救含灵之苦。若有疾厄来求救者，不得问其贵贱贫富，长幼妍媸，怨亲善友，华夷愚智，普同一等，皆如至亲之想，亦不得瞻前顾后，自虑吉凶，护惜身命。见彼苦恼，若己有之，深心凄怆，勿避险巇、昼夜、寒暑、饥渴、疲劳，一心赴救，无作功夫形迹之心。如此可为苍生大医，反此则是含灵巨贼……”

三、宋金元时期

宋金元时期，我国科学技术发展较快、成果较多，中医学的发展丰富了中医护理的内容，中医护理的理论和操作技术得到了进一步的完善。

1.《小儿药证直诀》　由宋代儿科名医钱乙所撰，系统地论述了小儿的生理、病理特点，从生活起居、饮食、用药及喂养等方面论述小儿的护理方法。

2. 金元四大家　金元时期名医辈出，学术争鸣，刘完素、李杲、张从正、朱震亨等医家所创学派对中医学理论的发展起到了极其重要的作用，被后世尊为“金元四大家”。

（1）刘完素：提倡“火热论”，认为外感“六气皆从火化”，“五志过极，皆为热甚”，因此治病多用寒凉方药，故后世称之为“寒凉派”。

（2）李杲：创立了“内伤脾胃学说”，提出“内伤脾胃，百病由生”，在治疗上善温补脾胃，故后世称之为“补土派”。

（3）张从正：主张治病应当首先以驱邪为要务，认为“邪去则正安”，善用汗、吐、下三法，故后世称之为“攻邪派”。

（4）朱震亨：创立了“相火论”，提出“阳常有余，阴常不足”理论，治病时善用养阴方药，故后世称之为“滋阴派”。

考点 金元四大家

四、明清时期

明清时期，是中医学理论的综合汇通和深化发展阶段，中医学理论体系有了进一步的完善，临床各科辨证技术进一步提高，尤其是温病学说理论迅速发展。

1.《本草纲目》　由明代李时珍所撰，鸿篇巨著《本草纲目》共载药1892种，丰富了世界科学宝库。该书对药物做了详细记载，也对人体生理、病理、症状、卫生预防及疾病护理方法等都做了正确的叙述。

2.《景岳全书》　由明代张景岳所撰。张景岳在阴阳学说及藏象学说等方面的学术观点对后世医学发展产生了较大影响。

3.《温疫论》　由明代吴又可所撰，是一部传染性热病专著。吴又可提出了传染病的病因是一种称为“戾气”的致病物质，创“戾气”学说，指出“戾气”的传染途径是从口鼻而入。

4.《温热论》　由清代叶天士所撰，他在总结前人学术成就及临床实践的基础上，创立了“卫气营血辨证”，为温病的辨证论治做出重大贡献。

5.《温病条辨》　由清代吴鞠通所撰，他创立了“三焦辨证”，卫气营血辨证与三焦辨证一纵一横，形成了一套较完整的温热病辨证论治体系。

五、近代及现代

鸦片战争以后，西方医学传入中国，中西方文化出现碰撞与交融，中医学理论的发展呈现新旧并存的趋势。由于中西两种医学体系不同，在长期实践过程中，中西医双方在学术上逐渐沟通。一些有识之士，率先提倡中西汇通，唐容川、恽铁樵、张锡纯成为中西医汇通派的代表人物。张锡纯著《医学衷中参西录》，从医理、临床各科病证及治疗用药各方面，均大胆地引用中西医理互相印证，创造性地将中西药物并用，对后人产生较大的影响。

中华人民共和国成立后，党和政府十分重视中医药事业的发展，相继在全国各地成立了中医学校、中医药院校和中医药科研机构，在研究的广度、深度及方法上均超过了历史上任何时期。

第 2 节　中医学的基本特点

中医学理论体系是以整体观念为指导思想，以脏腑经络学说为理论核心，以临床实践为依据，以辨证论治为诊疗特点的医学理论体系。它的基本特点主要是整体观念和辨证论治（施护）。

一、整体观念

案例绪 -1

张某，女，23 岁。舌肿胀疼痛 2 天。患者近期工作压力较大，近 2 日舌尖起芒刺、溃疡，纳食差、眠差，心烦、小便短赤，大便干结，查体：舌红绛，舌尖芒刺、溃疡各一处，苔薄黄，脉细数。

问题：患者的各种症状是否具有一定的内在联系性？为什么？

中医学认为，事物是一个整体，事物内部的各个部分是互相联系不可分割的，事物和事物之间也有着密切的联系。中医学的整体观念既重视人体自身的统一性和完整性，又认为人和自然环境、社会环境之间是互相影响的、不可分割的整体。它贯穿于中医学的生理、病理、诊法、辨证、养生和治疗所有领域中，是中医学基础理论和临床实践的指导思想。

（一）人体是一个有机的整体

中医学认为，人体是一个有机的整体，其结构上不可分割。

生理上，人体以五脏为中心，以心为主宰，通过经络把六腑、五体、五官九窍及四肢百骸等全身组织器官紧密地联结成一个表里相连、上下沟通、密切联系、协调共济的统一体，并通过气、血、精、津液的作用共同完成人体的生命活动。如心—小肠—面—舌—血脉—汗液，构成心系统。

病理上，机体脏腑之间、气血精津液之间相互影响。脏腑发生病变，可以通过经络反应于体表、组织或官窍；体表、组织或官窍有病，也可以通过经络影响脏腑；脏腑之间亦可以相互影响。如心火旺盛，则舌尖红，甚至舌体生疮、口腔糜烂，心火下移于小肠可见尿赤、尿急和尿痛等。

诊断上，通过观察五官、形体、舌脉等外在变化，推测内在脏腑的病理变化，从而做出正确的诊断。中医采用“察外知内”的方法，也是基于整体观念的思想。如见舌尖起芒刺、小便短赤，多见于心火亢盛。

治疗上，探求局部病变与整体病变的内在联系，在其基础上确立适当的治疗原则与方法。

如清泻心火，可以用导赤散，使心火从小便而出。

（二）人和自然界的统一性

中医学认为，人与天地相应，天人合一。人与自然环境是不可分割的有机整体。人生活在自然环境中，人体的生理功能和病理变化必然会受到自然环境变化的影响，如寒暑及昼夜晨昏的交替及地域的差异等。

自然界的生物会随着四季更替而发生春生、夏长、秋收、冬藏等适应性变化。如人体的脉象会有“春弦、夏洪、秋毛、冬石”的变化。病理上，如慢性咳嗽多在冬季加重，哮喘多在季节交替时期发作，关节疼痛等常在寒冷或阴雨天气时加重。

昼夜晨昏的阴阳消长，人体阳气随之有着生、长、衰、入的规律，白天趋于体表，夜间潜于体内。如一般病症多为白天较轻，傍晚加重，夜间最重。

不同地域的环境、气候及生活习惯各异，也影响着人体的生理活动，从而形成不同区域人的体质差异。如东南易湿热，西北易燥寒。

因此，中医治疗学中强调因人、因地、因时制宜。在养生学中，强调顺应自然、顺应四时气候变化，以达到避邪防病、保健延年的目的。

（三）人和社会环境的统一性

人处于社会环境中，生命活动必然受到社会环境的影响。政治、经济、宗教、法律、婚姻、人际关系等社会因素，可以引起人体功能的变化。

社会安定、人际关系融洽，利于怡悦精神，身心健康；反之，社会动荡、家庭纠纷、亲人亡故、邻里不和或同事间关系紧张等，均可破坏人体生理和心理的协调与稳定，导致疾病。

考点 整体观念的内容

二、辨证论治（施护）

辨证论治（施护），是中医学诊断、治疗和护理疾病的基本原则，是中医学对疾病的一种特殊的研究和处理方法，也是中医学的基本特点之一。

辨证施护应用中医理论将疾病概括为某种证，在辨证的基础上，确定相应的护理原则和措施。

（一）辨证

所谓辨证，就是将四诊（望、闻、问、切）所收集的资料、症状和体征，通过分析、综合，辨清疾病的原因、性质、部位和邪正之间的关系，概括、判断为某种证。证，是指疾病在发展过程中，某一阶段的病理概括。证与病、症不同，病，是指具有特定病因、发病形式、病机、发展规律和转归的一种完整的过程，如感冒、中风等。症，包括症状与体征，症状是疾病的临床表现，即患者主观的异常感觉或某些病态变化，如发热、口渴；体征是能被觉察到的客观表现，如面黄、目赤、舌紫、脉数等。

考点 证的概念

（二）论治（施护）

案例绪-2

范某，男，43岁。鼻塞流清涕，咳嗽，痰液清稀，恶寒发热，头身酸楚疼痛，无汗，口不渴，舌苔薄白，脉浮紧。曹某，女，35岁。恶风身热，汗出、口渴，咽喉红肿疼痛，咳嗽，痰黄质黏稠，舌红苔薄黄，脉浮数。

问题：两位患者均为外感，他们的证相同吗？治疗（护理）方法相同吗？

论治（施护），是根据辨证的结果，确定相应的治疗（护理）原则和方法。辨证和论治（施护），是诊疗疾病过程中不可分割的两个方面，辨证是论治（施护）的前提和依据，论治（施护）是辨证的目的。

同一种疾病，由于发病的时间、地区，以及患者体质和机体的反应不同，或处于不同的发展阶段，所以表现的证不同，因而治法（施护）也不同，称为“同病异治”。如案例绪-2中两位患者同为外感，根据其临床表现不同，辨证不同，治法、护理和处方用药各不相同，属风寒证者，治法为辛温解表；属风热证者，治法为辛凉解表。

不同的疾病，在其发展过程中，由于发生了相同的病机变化，出现了相同性质的证，因而也可采用同一方法治疗，称为“异病同治”。如脱肛与子宫下垂为不同的疾病，但同属于中气下陷证，都可以用升提中气的治法。

辨证施护，强调根据不同的证候给予相应的护理，如寒证患者要注意防寒保暖，饮食、药物均宜偏热服，给予助阳散寒食品，忌食生冷之品；热证患者起居要通风凉爽，食物宜清淡易消化，多予清热生津之品等。

考点 同病异治、异病同治的概念

自测题

单项选择题

1. 奠定中医学理论基础的经典著作是
   A.《黄帝内经》 B.《难经》
   C.《伤寒杂病论》 D.《神农本草经》
   E.《本草纲目》
2. 我国最早的药物学专著
   A.《伤寒杂病论》 B.《神农本草经》
   C.《新修本草》 D.《难经》
   E.《本草纲目》
3. 在金元四大家中，创立滋阴派的是
   A. 刘完素 B. 李杲 C. 张从正
   D. 朱丹溪 E. 张仲景
4. 在整体观念中，人体是以何者为中心
   A. 六腑 B. 经络 C. 气血
   D. 奇恒之腑 E. 五脏
5. 能反映疾病在某一阶段病理变化本质的是
   A. 证 B. 病 C. 症
   D. 征 E. 脉
6. “同病异治”与“异病同治”的辨证依据是
   A. 体征的变化 B. 症状的变化
   C. 病机的变化 D. 疾病的变化
   E. 气血的变化

（郝志红）

第1章 阴阳五行学说

阴阳五行学说是古人用以认识自然和解释自然的世界观和方法论，是朴素的唯物论和辩证法思想，属于中国古代哲学范畴。阴阳学说和五行学说贯穿于中医理论体系的始终，是中医理论体系密不可分的重要组成部分。

第1节 阴阳学说

阴阳学说，是古代劳动人民在长期生活实践中，对自然界的运动变化观测、归纳后创造的，他们认识到自然界的一切事物和现象都具有相互对立的阴阳两个方面，并且用阴阳的属性及其运动变化规律来认识自然、解释自然，并探求自然规律。《内经》将阴阳学说与医学理论相结合，用来阐释天人之间的关系，以及人体脏腑的生理功能、病理变化，指导临床诊断、治疗和护理等医学问题，形成了具有中医特色的阴阳学说。

一、阴阳的基本概念

阴阳，是对自然界相互关联的事物或现象对立双方属性的概括。阴阳最初的含义是指日光的向背，即向日光者为阳，背日光者为阴。后来人们将阴阳的含义引申到自然界，用以阐释所有对立统一的事物或现象。它既可以代表两个相互对立的事物和现象，也可以代表同一事物内部所存在的相互对立的两个方面。如动与静是两种相互对立的现象，动为阳、静为阴；而上与下是同一事物相互对立的两个方面，上为阳、下为阴。

凡是运动的、外在的、上升的、温热的、无形的、明亮的、兴奋的、功能的属于阳的范畴；凡是静止的、内在的、下降的、寒冷的、有形的、晦暗的、抑制的、物质的属于阴的范畴。

事物和现象的阴阳属性具有普遍性、相对性、可分性和相关性四个特性。普遍性，是指自然界一切事物或现象都可以用阴阳的各自属性加以概括说明，如动与静、水与火、上与下等。相对性，是指阴阳的属性不是绝对的、不可变的，而是相对的、可变的，是随着条件的变化而改变的。如60℃的水，相对于30℃的水属阳，相对于100℃的水则属阴。可分性，是指阴阳中又可分阴阳，阴阳具有无限可分性，如上午为阳中之阳，下午为阳中之阴；前半夜为阴中之阴，后半夜为阴中之阳。相关性，是指必须相互关联的一对事物，或一个事物的两个方面，才能用阴阳来说明，如上与下、左与右、男与女等。

考点 阴阳的概念

二、阴阳学说的基本内容

阴阳学说的基本内容，包括阴阳的对立制约、互根互用、阴阳消长、阴阳转化四个方面。

（一）对立制约

阴阳的对立制约，是指一切相互关联的事物或现象，都处于相互对立的状态中，并在此状态中相互制约着对方的发展，如寒与热、水与火。再如人体的兴奋与抑制、饮食物的吸收与糟粕的排泄、肺的呼和吸、脾胃的消化中的升清与降浊等，只有这样，机体才能维持正常的生理状态。

（二）互根互用

阴阳的互根，是指阴阳双方，互为根本，相互为用。即阴阳任何一方都不能脱离对立的另一方而单独存在，阴阳双方都以对方的存在为自己存在的前提。如上为阳，下为阴，没有上就无所谓下，没有下也就无所谓上。阴阳的互用，指阴阳双方有相互资助，促进对方势力发展壮大的关系。人体的气属阳，血属阴，“阴在内，阳之守也，阳在外，阴之使也”。如果阴阳双方失去了互为存在的条件，则“孤阴不生，独阳不长”，甚则“阴阳离决，精气乃绝”。

（三）阴阳消长

消，即削弱、减少；长，即壮大、增加。阴阳消长，是指阴阳双方不是一成不变的，而是始终处于阴消阳长或阳消阴长的运动变化之中。事物是通过阴阳双方的消长运动，保持阴阳双方的相对平衡，以维持事物的正常发展和变化。如四季的气候交替，由冬至春及夏，气候由寒逐渐变热，是一个阴消阳长的过程；由夏至秋及冬，气候由热逐渐变寒，又是一个阳消阴长的过程。就人体而言，各种功能活动（阳）的产生，必须要消耗一定的营养物质（阴），这就是阳长阴消的过程；而营养物质（阴）的产生，又必然消耗一定的能量（阳），这就是阴长阳消的过程。阴阳的消长，维持着人体正常的生命活动，“阴平阳秘，精神乃治”。如果这种消长运动超过一定的限度，就会破坏人体阴阳相对平衡而导致疾病。

（四）阴阳转化

阴阳转化，是指阴阳对立的双方，在一定条件下，可以各自向其相反的方向转化，即阴可以转化为阳，阳可以转化为阴。阴阳转化主要是指事物或现象的阴阳属性的改变，如一年四季气候的变化，冬至寒甚至极而阳气生，气候逐渐转暖；夏至热甚至极而阴气生，气候逐渐转凉。又如某些急性热病，因热毒极重，耗伤正气，在持续高热时，可突然出现虚脱、四肢厥逆、体温下降、面色苍白等阳气暴脱的危象，属于由阳证转化为阴证。此时，如抢救及时，处理得当，机体正气恢复，四肢转温，阳气渐生，色脉转和，病情又可转危为安。

阴阳转化必须具备一定的条件，即《素问·阴阳应象大论》中谓“重阴必阳，重阳必阴”。阴阳转化实际上是阴阳的消长运动发展到一定阶段，使事物的阴阳属性发生了由量变到质变的结果。

考点 阴阳学说的基本内容

三、阴阳学说在中医学中的应用

阴阳学说贯穿于中医学理论体系的各个方面，用来说明人体的组织结构、生理功能、病理变化，指导临床诊断、治疗与护理。

（一）说明人体的组织结构

人体是一个有机的整体，其组织结构可以用阴阳两方面来划分（表1-1）。

表1-1 人体组织结构的阴阳划分表

类别	人体部位	人体内外	脏腑	气血	经络分布
阴	下部、腹部	体内	五脏	血	四肢内侧
阳	上部、背部	体表	六腑	气	四肢外侧

（二）说明人体的生理功能

阴阳学说认为，人体正常的生理活动，是阴阳两个方面保持对立统一的协调关系的结果，即“阴平阳秘”，是人体生理活动的基础，是人体健康的前提。人体的生理功能是以物质为基础的，没有物质就无以产生生理功能，而生理活动的结果，又可以不断促进物质的新陈代谢，人体功能与物质的关系也就是阴阳相互依存、相互制约、相互消长的关系。

（三）说明人体的病理变化

阴阳学说可以用来说明人体的病理变化。疾病的发生是由于致病因素作用于机体，破坏了阴阳的动态平衡，而出现了阴阳偏盛或偏衰的结果。

1. 阴阳偏盛　包括阴偏盛和阳偏盛，是阴或阳一方高于正常水平的病理状态。阴阳偏盛的特点是，阴或阳中一方偏盛，另一方正常。临床表现中的病理特征是“阳胜则热，阴胜则寒”，“阳胜则阴病，阴胜则阳病”。

（1）阴偏盛：即阴胜，是阴寒之邪侵袭人体使机体阴寒亢盛所致的病理状态，临床表现为恶寒、无汗、全身冷痛、脉紧等症状。阴长则阳消，阴偏盛则致阳气损伤。

（2）阳偏盛：即阳胜，是阳热之邪侵袭人体使机体阳气亢盛所致的病理状态，临床表现为发热、汗出、面赤、口渴、脉洪数等症状。阳长则阴消，阳偏盛则致阴液损伤。

2. 阴阳偏衰　包括阴偏衰和阳偏衰，是阴或阳低于正常水平的病理状态。临床表现出“阴虚则热，阳虚则寒”的症状。

（1）阴偏衰：即阴虚，是机体阴液亏虚，无力制约阳所致的病理状态。机体阴液不足，导致阳相对偏盛，临床表现为五心烦热、盗汗、舌红少津、脉细数等虚热症状。

（2）阳偏衰：即阳虚，是机体阳气虚弱，不能制约阴所致的病理状态。机体阳气虚弱，导致阴相对偏盛，临床表现为形寒肢冷、面色㿠白、舌淡、脉沉迟无力等虚寒症状。

（四）用于疾病的诊断

“善诊者，察色按脉，先别阴阳”（《素问·阴阳应象大论》）。疾病发生发展的根本在于阴阳失调，任何疾病尽管其临床表现错综复杂，千变万化，但都可以用阴阳来加以概括说明。如望诊中，面色鲜明者为阳，面色晦暗者为阴；闻诊中，语音高亢洪亮者属阳，低微无力者属阴；脉象中，浮、大、滑、数、实者属阳，沉、小、涩、迟、虚者属阴等。

（五）用于疾病的治疗和护理

疾病发生、发展的基本病机是阴阳失调，因此，治疗和护理疾病的原则就在于调整阴阳，补其不足，泻其有余，恢复阴阳的相对平衡。如实热证中阳热亢盛，可用寒凉药物以泻其热，即热者寒之；实寒证中阴寒偏盛，可用温热药物以损其寒，即寒者热之。如兼有实热伤阴、实寒伤阳的情况，应当配合相应的滋阴或补阳之药。如因阴液不足不能制约阳而导致阳相对亢盛者，则需补其阴；如阳气不足不能制约阴而致阴相对亢盛者，则应补其阳，促使体内阴阳恢复相对平衡。

第2节　五行学说

五行学说，属于中国古代哲学范畴，是以木、火、土、金、水五种物质的特性及其运动变化规律来认识世界、解释世界和探求宇宙规律的一种世界观和方法论。中医理论的形成过程中，受五行学说深刻影响，同阴阳学说一样，将其用来阐述人体生理、病理及其与外在环境的相互关系，用于指导临床诊断、治疗和护理，成为中医理论体系的重要组成部分。

一、五行的基本概念

古人在长期的生活和生产实践中对木、火、土、金、水五种物质的直观观察和朴素的认识，逐渐形成了五行的理性概念。

（一）五行的概念

五，指构成世界的木、火、土、金、水五种基本物质。行，指运动变化。五行，即指木、火、土、金、水五种基本物质及其运动变化。

考点 五行的概念

（二）五行的特性

五行的特性，是古人在长期的生活和生产实践中通过对木、火、土、金、水五种物质的观察，对其抽象、引申逐渐形成的。

木的特性：“木曰曲直”，指木具有能屈能伸的特性，引申为凡具有生长、升发、舒畅、条达等特性的事物和现象，归属于木。

火的特性：“火曰炎上”，指火具有温热、向上的特性，引申为凡具有温热、升腾、上升等特性的事物和现象，归属于火。

土的特性：“土爰稼穑”，指土具有种植和收获谷物的特性，引申为凡具有生化、承载、受纳等特性的事物和现象，归属于土。

金的特性：“金曰从革”，指金属的产生是通过变革而实现的。金属质地沉重，且常用于杀戮，引申为凡具有收敛、肃杀、下降、清洁等特性的事物和现象，归属于金。

水的特性：“水曰润下”，指水具有滋润、下行的特性，引申为凡具有寒凉、滋润、下行等特性的事物和现象，归属于水。

五行之间并不是孤立、静止的关系，而是存在着生、克、乘、侮的相互联系、相互制约和相互协调的关系。

（三）对事物属性的五行归类

古人以五行的特性为依据，运用取象比类法和推演络绎法，将人体脏腑组织、生理病理现象，以及自然界所有的事物和现象，按木、火、土、金、水五行归类，形成了五大系统，用以阐述人体脏腑组织之间的复杂联系及其与外界环境之间的相互关系（表 1-2）。

表 1-2　自然界、人体、五行属性归类表

自然界					五行	人体				
五味	五色	五气	五方	五季		五脏	五腑	五官	五体	五志
酸	青	风	东	春	木	肝	胆	目	筋	怒
苦	赤	暑	南	夏	火	心	小肠	舌	脉	喜
甘	黄	湿	中	长夏	土	脾	胃	口	肌肉	思
辛	白	燥	西	秋	金	肺	大肠	鼻	皮毛	悲
咸	黑	寒	北	冬	水	肾	膀胱	耳	骨	恐

二、五行学说的基本内容

（一）五行的生克制化

1. 相生　生，即滋生、助长、促进的意思。相生，是指五行中某一行对另外一行具有滋生和促进的作用。五行相生的次序是木生火，火生土，土生金，金生水，水生木。五行相生关系中，任何一行都具有“生我”“我生”两方面的关系，又称母子关系，生我者为母，我生者为子。如木生火，木为火之母，火为木之子。如肾（水）精不足，导致肝（木）血不足，称为水不涵木。

2. 相克　克，即制约、克制的意思。相克，是指五行之间存在着某一行对另一行的制约作用。五行相克的次序是木克土，土克水，水克火，火克金，金克木（图 1-1）。五行相克关系中，任何一行都具有“克我”“我克”两方面的关系。我克者为我所胜，克我者为我所不胜，五行的相克关系，又称所胜和所不胜的关系。如水克火的关系，水是火的所不胜；火是水的所胜。

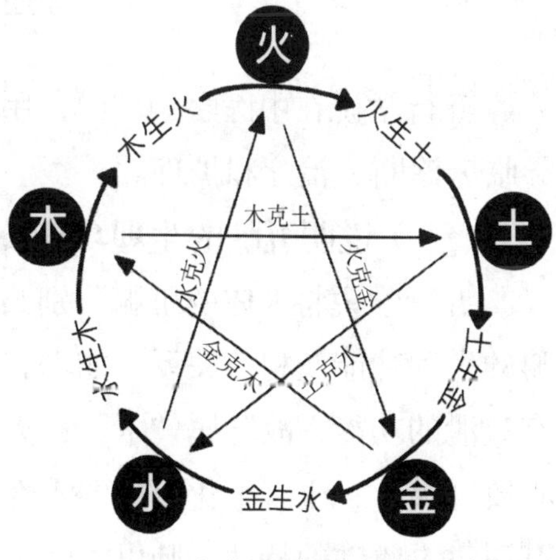

图 1-1　五行相生相克规律示意图

3. 制化　制，即制约、克制；化，即化生、变化。五行制化，是指五行之间相互生化、相互制约，以维持平衡协调的关系。

（二）五行的母子相及和相乘相侮

1. 母子相及　及，即连累的意思。母子相及为相生异常的变化，包括母病及子和子病及母两种情况。母病及子，指五行中的某一行异常，影响到其子一行，导致母子皆异常。如水之不足无以生木，则木干枯而母子皆衰；子病及母，又称为子盗母气，指五行中的某一行异常，影响到其母一行，导致母子皆异常。如火太旺，木损则生火无力，火势亦衰，导致母子皆衰。

2. 相乘 乘，即乘虚侵袭之意。相乘，指五行之中某一行对所胜一行的过度克制，即相克太过。五行相乘的次序与相克相同，即木乘土，土乘水，水乘火，火乘金，金乘木。

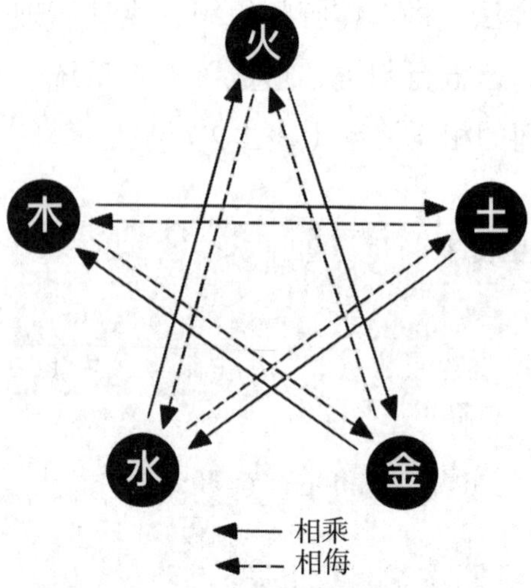

图 1-2 五行相乘相侮规律示意图

3. 相侮 侮，即欺侮，有恃强凌弱的意思。相侮，指五行中的某一行对其所不胜一行的反向克制，又称反克。五行相侮的次序与相克相反，即木侮金，金侮火，火侮水，水侮土，土侮木（图 1-2）。

五行的生克制化维持着五行之间的动态平衡，既维持事物的平衡状态，也促进事物的发展变化。五行的母子相及是相生关系的异常现象，五行的相乘、相侮都是相克关系的异常现象，破坏了事物整体的平衡和稳定。五行中一行出现强盛或不及时，即可造成五行相生相克系统的破坏。

考点 五行的相生、相克、相乘和相侮的概念

链接

相克与相乘

五行中的相克与相乘虽然在次序上是相同的，但两者却有本质的区别。相克是五行中某一行对其所胜一行的制约、克制，是正常的制约关系；相乘则是由于五行中某一行对其所胜一行的过度克伐，是五行之间的动态平衡被打破后出现的异常现象。

三、五行学说在中医学中的应用

五行学说在中医学领域中，用来说明人体的生理、病理及其与外界环境的相互关系，指导临床诊断、治疗和护理。

（一）说明五脏的生理功能及其相互关系

五行学说将人体的脏腑分别归属于五行，以五行的特性和生克乘侮的规律，解释说明脏腑的生理功能及相互关系。如木有生长、升发、舒畅、条达的特性，肝喜条达而恶抑郁，并有疏泄的功能，故肝属“木”；火有温热、上升的特性，心有推动气血温养全身的功能，故心属“火”；土有生化万物的特性，脾有运化的功能，为气血生化之源，故脾属“土”；金有清肃、收敛的特性，肺以肃降为顺，故肺属“金”；水有滋润的特性，而肾阴有滋养全身的作用，故肾属“水”。

五行学说用以说明各脏腑之间的相互滋生和制约的关系。如肝木藏血以济心，心火之热以温脾，脾土运化水谷以充肺，肺金清肃下行以助肾，肾水之精以养肝，体现着五行相互滋生的关系。肺金清肃下行，可抑制肝木，防止其升发太过；肝木之疏泄，可克制脾土的壅滞；脾土之运化，可制止肾水的泛滥；肾水之滋润，可防止心火的亢盛；心火之温热，可制约肺

金清肃太过，体现着五行相互制约的关系。

（二）阐释五脏病变的传变规律

中医学运用五行学说的生克乘侮理论，来说明人体脏腑之间病变的相互影响，如肝病传心（母病及子），肝病传肾（子病及母），肝病传脾（木乘土），肝病传肺（木侮金）。诸如此类，都可以用五行之间生克乘侮的关系，说明五脏在病理上的相互影响。

（三）指导疾病的诊断、治疗及护理

1. 指导疾病的诊断　五行学说在中医学诊疗方面的运用，主要根据五脏与五色、五味、五官、五体在五行分类归属的联系，结合四诊所收集的资料，根据五行学说理论来推断病情，制订相应的治疗及护理措施。如面见赤色、口苦、脉洪数，多为心火亢盛；面见青色、喜食酸、脉弦，可诊断为肝病等。

2. 控制疾病传变　疾病在发展过程中，一脏之病常可波及他脏。因此，除了对本脏疾病进行治疗及护理之外，还要根据五行生克乘侮的规律来调节脏腑之间的关系，防止疾病的传变。如“见肝之病，知肝传脾，当先实脾”，在临床上常采用健脾的方法，防止肝病传脾。

3. 确定治则治法　临床上运用五行的生克规律来确定治疗和护理原则。根据相生规律来确定治则、治法，其基本治疗原则为“虚则补其母，实则泻其子”。虚则补其母，主要适用于母子关系的虚证，重点是补母，常用方法有滋水涵木法、培土生金法等。实则泻其子，主要适用于母子关系的实证，重点是泻子，如肝火泻心法、心火泻胃法等。根据相克规律来确定治则、治法，相克异常有相乘和相侮两种病理变化，都是由于某一行的过强或者过弱而引起的，因此治疗时采用抑强与扶弱的治则。抑强用于相克太过，扶弱用于相克不及。如抑木扶土法、泻南补北法、培土制水法、佐金平木法等。

4. 指导情志疾病的治疗　临床上运用情志的相互抑制关系来达到治疗目的，称为五志相胜。如“怒伤肝，悲胜怒……喜伤心，恐胜喜……思伤脾，怒胜思……忧伤肺，喜胜忧……恐伤肾，思胜恐”（《素问·阴阳应象大论》）。

自 测 题

单项选择题

1. 任何一方都不能脱离另一方而单独存在是指阴阳学说基本内容的
   A. 阴阳对立　B. 阴阳转化
   C. 阴阳互根　D. 阴阳消长
   E. 阴阳制约

2. 按照阴阳学说理论，下列哪项属阳
   A. 抑郁的　B. 沉降的
   C. 寒凉的　D. 湿润的
   E. 无形的

3. 事物阴阳两个方面的相互转化是
   A. 绝对的　B. 有条件的
   C. 必然的　D. 量变的
   E. 随意的

4. 根据阴阳属性的可分性，一日之中属于阴中之阴的是

A. 上午　B. 下午　C. 前半夜
D. 后半夜　E. 以上皆不是

5. 从夏至秋及冬的热、凉、寒的变化属于
A. 阴阳转化　B. 重阳必阴
C. 热及生寒　D. 阳消阴长
E. 阴消阳长

6. 某患者为急性发热，突然体温下降，面色苍白，四肢厥冷，属于
A. 阴阳转化　B. 阴阳对立
C. 阴阳互根　D. 阴阳平衡
E. 阴阳消长

7. 健康人体的阴阳关系可以概括为
A. 阴阳相互制约　B. 阴阳互根
C. 阴阳相互转化　D. 阴平阳秘
E. 阴阳消长

8. 五官中目属五行中的
A. 水　B. 火　C. 土
D. 金　E. 木

9. 下列属母病及子关系的是
A. 肝病及肾　B. 肾病及肝
C. 肾病及肺　D. 心病及肾
E. 肺病及心

10. 金的所不胜是
A. 水　B. 木　C. 土
D. 金　E. 火

11. 下列不宜用阴阳的基本概念来概括的是
A. 寒与热　B. 上与下　C. 邪与正
D. 内与外　E. 气与血

12. 肝病传肺属于
A. 相侮　B. 相克　C. 相乘
D. 子病及母　E. 相生

13. 肾精不足导致肝血不足，可称为
A. 子病及母　B. 水不涵木　C. 相侮
D. 相克　E. 以上皆不是

（林柳艺）

第2章
藏象学说

藏，指藏于体内的脏腑；象，指表现于外的征象。藏象，是指各个脏腑及其生理活动和病理变化反应于外的征象。藏象学说，是指研究人体各个脏腑的形态结构、生理功能、病理变化及其与气、血、津液之间的相互关系，以及脏腑之间、脏腑与形体官窍之间相互关系的学说。藏象学说的基本特点是以五脏为中心的整体观，是中医学理论体系中极其重要的组成部分。

案例 2-1

患者，女，23岁。咳嗽2天。患者2天前外出着凉，出现咳嗽声重，痰液清稀，伴有鼻塞清涕，恶寒发热，头身酸楚疼痛，无汗，口不渴，舌淡苔白，脉浮紧。

问题： 1. 请问患者的证候主要与哪一个脏腑有关？

2. 请运用藏象学说来分析患者的临床表现。

第1节 脏　　腑

脏腑是内脏的总称，是人体五脏（心、肺、脾、肝、肾）、六腑（胆、胃、小肠、大肠、膀胱、三焦）和奇恒之腑（脑、髓、骨、脉、胆、女子胞）的总称。中医学所谓的脏腑，与现代医学脏器的概念不同。现代医学的脏器是解剖学的概念，而中医学的脏腑是在古代解剖学基础上演变成人体功能系统的概括，中医学中一个脏或腑的功能，包括了多个解剖学上脏器的功能。

一、五　　脏

五脏是心、肺、脾、肝、肾的合称，共同的生理功能为化生和贮藏精气。五脏的运动特点是“藏而不泻，满而不实”。

（一）心

心位于胸腔之左，居横膈之上，两肺之间，脊柱之前，有心包卫护于外。心在五行属火，阴阳属性为阳中之太阳，通于夏气。心主血脉、主神志，起着主宰生命活动的作用，《素问·灵兰秘典论》称心为“君主之官”“五脏六腑之大主”。

1. 心的主要生理功能

（1）主血脉：全身血液在脉中运行，都须依赖心脏的搏动而输送到全身。心主血脉的功能正常必须具备三个必要条件：心气充沛、血液充盈、脉道通利。心主血脉功能是否正常，可以从面色、舌色、脉象及胸部感觉四个方面反应出来（表2-1）。

表 2-1 心主血脉

项目	心主血脉功能正常	心血亏虚	心火亢盛	心脉瘀阻
面色	红润有光泽	淡白无华	面赤	青紫、黧黑
舌色	淡红荣润	淡白	舌尖绛，有芒刺	青紫，或见瘀斑、瘀点
脉象	和缓有力、节律均匀	细无力	数	涩、结、代
胸部感觉	舒畅	心悸、心慌	心中烦热	憋闷刺痛

（2）主神志：神有广义和狭义之分。广义之神，是指整个人体生命活动的外在表现，反映脏腑经络等组织器官的生理功能。狭义之神，是指人的精神、意识、思维活动。血是神志活动的物质基础，心主血脉和心主神志的功能息息相关。心主神志的功能是否正常，可表现在精神、意识、思维和睡眠等方面（表 2-2）。

表 2-2 心主神志

项目	心主神志功能正常	心主神志功能异常
精神	精神振奋	精神萎靡
意识	神志清晰	神志不宁
思维	思维敏捷	反应迟钝、健忘
睡眠	睡眠安稳	失眠多梦，甚至谵狂、昏迷

2. 心的系统联系

（1）心在体合脉，其华在面：脉的生理功能可概括为两个方面：一是气血运行的通道；二是运载水谷精微，以布散周身，滋养脏腑组织器官。这些功能全赖于心主血脉的生理功能。

其华在面，是指心的生理功能正常与否，以及气血的盛衰，可以从面部色泽的变化中显露出来。如心气旺盛，血脉充盈，则面部红润光泽；心气不足，则面色㿠白、晦滞；心血瘀阻，则面色青紫或黧黑。

（2）心开窍于舌：舌的味觉和表达语言的功能有赖于心主血脉和心主神志的功能正常，故称“舌为心之苗”。如心的功能正常，则舌质红润，舌体柔软，语言清晰，味觉灵敏；心的功能异常，则见舌强语謇，或失语等。

（3）心在志为喜：喜，属于机体对外界刺激产生的良性反应。心的生理功能与精神情志的喜有关，喜有益于心主血脉的生理功能，可使气血和调。如喜乐过度，则心神受伤，表现为喜笑不休。

（4）心在液为汗：汗液的生成、排泄与心的关系十分密切。血液与津液同源互化，故有“血汗同源”“汗为心之液”之说。心血充盈，津液充足，汗化有源，既可滋润皮肤，又可排出体内代谢后的废水。如汗出过多，津液大伤，必然耗及心阴、心血，可见心慌、心悸。

链接

心 包

心包，又称心包络，是指心脏的外围组织，具有保护心脏，代心受邪的作用。《灵枢·邪客》曰：“心者，五脏六腑之大主，精神之所舍也，其脏坚固，邪弗能容也。容之则心伤，心伤则神去，神去则死矣。故诸邪之在于心者，皆在于心之包络。”古代医家认为，心为人身之君主，不得受邪，所以外邪侵心，则心包络当先代心受邪。

（二）肺

肺位于胸腔，与心同居横膈之上，位高近君，犹如宰辅，故称“相傅之官”。上连气道，与喉相通。肺在五行属金，阴阳属性为阳中之少阴，通于秋气。肺在五脏六腑中位居最高，覆盖诸脏，故称“华盖”。

1. 肺的主要生理功能

（1）主气、司呼吸：肺主气的功能包括主呼吸之气和主一身之气。①肺主呼吸之气，是指肺有司呼吸的作用。肺是体内外气体交换的主要场所，人体通过肺，吸入自然界清气，呼出体内的浊气，从而保证人体新陈代谢的正常进行。如肺受邪，影响其呼吸功能，可出现咳嗽、气喘、呼吸不利等。②肺主一身之气，是指肺主司一身之气的生成和气机的调节作用。这体现在两个方面：一是气的生成，特别是宗气的生成，主要依靠肺吸入的清气与脾胃运化的水谷精气相结合而成；二是对全身气机具有调节作用。肺有规律地调节一呼一吸，对全身之气的升降出入运动具有重要调节作用。如肺主一身之气的功能异常，可影响宗气的生成和全身之气的升降出入运动，表现为少气不足以息，气短、声低、乏力等。

（2）主宣发和肃降：宣发，即宣通、布散的意思，是指肺气向上升宣和向外布散的功能。肃降，即清肃、洁净、下降之意，是指肺气向内、向下清肃通降的功能。肺主宣发的生理作用，主要表现在三个方面：一是呼出体内的浊气；二是向上、向外输布水谷精微和津液，布散周身；三是宣发卫气到体表。肺主肃降的生理作用，主要表现在三个方面：一是吸入自然界的清气；二是将水谷精微、津液向下布散；三是清除呼吸道异物。宣发和肃降是肺的两种运动形式，是相反、相成的两个方面。两者运动协调有序，则呼吸通畅；如邪气犯肺，两者功能失调，则出现胸闷、咳嗽、呼吸不利等（表2-3）。

表2-3 肺的宣发和肃降功能对比

肺的宣发功能	肺的肃降功能
排出体内浊气	吸入自然界清气
将脾转输的津液和水谷精微向上向外布散，上至头面诸窍，外达皮毛肌腠	将脾转输的津液和水谷精微向下输布，濡养其他脏腑，并将水液下输肾或膀胱
宣发卫气于体表肌腠	清肃呼吸道异物

（3）主通调水道：肺的宣发和肃降对于体内的水液代谢起着疏通和调节的作用。肺主通调水道主要体现在两个方面：一是肺主宣发，将津液和水谷精微布散周身，主司腠理的开合，调节汗液的排泄；二是肺气肃降，可将体内的水液不断地向下输送，经肾和膀胱的气化作用，生成尿液而排出体外。由于肺参与调节体内水液代谢，位置又最高，故说“肺为水之上源”。如肺失宣降，通调水道的功能异常，则水液的输布、排泄障碍，出现小便不利、水肿和痰饮等。

2. 肺的系统联系

（1）肺在体合皮毛：皮毛包括皮肤、汗腺、毫毛等组织，是一身之表，依赖于卫气和津液的温养、润泽，成为抵御外邪侵袭的屏障。肺合皮毛，是指肺能输布津液、宣发卫气于皮毛，使皮肤润泽，肌腠致密，抵御外邪的能力增强。如肺气虚，体表不固，则常自汗出，易感冒；外邪侵犯皮毛，可内舍于肺，常出现恶寒发热、咳喘等。

（2）肺开窍于鼻：鼻是肺的门户，为气体出入的通道，具有通气和主嗅觉的功能，有赖于肺气的宣发与肺津的滋养。肺气的功能调和，则鼻的通气功能正常，嗅觉灵敏。如肺气失宣、肺津亏虚，常可出现鼻塞不通、不辨香臭等。

（3）肺在志为悲（忧）：悲忧过度，可出现呼吸气短等肺气不足的现象。反之，肺气虚衰或肺气宣降失调时，机体对外来非良性刺激的耐受力下降，情绪变化易于产生悲忧。

（4）肺在液为涕：涕，即鼻涕，是鼻黏膜的分泌液，具有润泽鼻窍的作用。肺的功能正常，则鼻涕润泽鼻窍而不外溢。如寒邪袭肺，肺气失宣，肺之精津被寒邪所凝而不化，可见鼻流清涕等；肺热壅盛，可见喘咳上气，流涕黄浊等；燥邪犯肺，可见鼻干而痛等。

（三）脾

脾位于腹腔上部，横膈之下，与胃以膜相连。脾在五行属土，阴阳属性为阴中之至阴，通于长夏。脾主运化，为“仓廪之官”。

1. 脾的主要生理功能

（1）主运化：运，即转运、输送；化，即消化、吸收。脾主运化的生理功能包括运化水谷和运化水液两个方面：①运化水谷，指脾具有把饮食物转化为精微物质，并将精微物质吸收转输至全身的生理功能。饮食物经脾、胃消化吸收后，有赖脾的运化功能，将其转化为精微物质，为化生气、血、精、津液提供充足的原料；水谷精微通过脾的转输和散精功能，使五脏六腑、四肢百骸各个组织器官得到充足的营养，以维持正常的生理功能，故称脾为“气血生化之源”“后天之本”。脾的运化水谷功能旺盛，则饮食物方能转化为水谷精微；反之，如脾失健运，则出现食欲不振、腹胀、腹满、便溏，甚则倦怠、消瘦等。②运化水液，是指脾对水液的吸收、转输和布散作用。脾气健运，体内各组织可得到水液的滋润，也不会形成多余的水液；反之，如脾失健运，就会导致体内津液生成不足，多余水液在体内停滞，产生湿、痰、饮等病理产物，而发为水肿、泄泻等。

（2）主升清：升，即上升之意。清，是指水谷精微等营养物质。脾主升清，体现在以下两方面：一是将水谷精微上输于心、肺，以营养全身；二是脾的升发，可以维持体内脏器的相对恒定位置。如脾失升清，水谷精微上升布散失职，则可见神疲乏力、头目眩晕、腹胀、便溏等；脾气下陷，出现内脏下垂，则可见胃下垂、子宫脱垂、脱肛等。

（3）主统血：统，即统摄、控制之意。脾主统血，是指脾能统摄、控制血液，使之正常地循行于脉内，不溢出于脉外。如脾气虚弱，失去统血的功能，血不循经而溢于脉外，则可见各种出血证，如肌衄、便血、尿血、崩漏等。

2. 脾的系统联系

（1）脾在体合肉，主四肢：人体有赖于脾所运化的水谷精微的营养，才能使肌肉丰满发达，四肢活动有力。脾的运化功能健全与否，直接关系到肌肉是壮实还是瘦削，以及四肢活动正常与否。如脾虚不健，肌肉失其营养则逐渐消瘦或痿软松弛，甚则四肢痿废不用。

（2）脾开窍于口，其华在唇：饮食口味及食欲的正常与否和脾的运化功能有密切关系。

如脾气健运，则口味和食欲正常；脾失健运，可出现食欲的减退或口味的异常，如口淡无味、口甜、口腻等。口唇的色泽与全身的气血是否充盈有关，脾胃为气血生化之源，故口唇的色泽是否红润，常常是脾运化功能的外在体现，如脾虚不健，则口唇色淡无华。

（3）脾在志为思：思，即思虑，属人体的情志活动或心理活动的一种形式。正常限度内的思虑，对机体并无不良影响。如思虑过度，或所思不遂，则影响气的运动，导致气滞或气结，致使脾气不能升清，胃气不能降浊，则见不思饮食、脘腹胀闷、头目眩晕等。

（4）脾在液为涎：涎为唾液中较清稀的部分，具有保护口腔黏膜，润泽口腔的作用，在进食时分泌旺盛，有助于食物的咀嚼和消化。如脾胃不和，或脾气不摄，导致涎液化生异常增多，则可见口涎自出；如脾精不足，或脾气失去推动、激发功能，津液不充，则见涎液分泌量少，口干舌燥等。

（四）肝

肝位于腹部，横膈之下，右胁下而稍偏左，右肾之前。肝在五行属木，阴阳属性为阴中之少阳，通于春气。肝主动、主升，被称为“将军之官”。

1. 肝的主要生理功能

（1）主疏泄：疏，即疏通，泄，即升发、发泄。肝主疏泄指肝气具有疏通、条达、升发、畅泄等综合生理功能。肝主疏泄的功能主要表现在调畅气机、调畅情志、促进消化三方面。

1）调畅气机：气机，是指气的升降出入运动。肝的疏泄功能直接影响着气机，肝的疏泄功能正常，则气、血、津液运行正常，脏腑功能活动正常和调。如肝失疏泄，气机阻滞，则可出现胸胁、两乳或少腹胀痛不适等；如肝升太过，肝气上逆，则可出现头目胀痛，面红目赤，急躁易怒，甚则出现咯血、呕血，或猝然昏倒、不省人事等。

2）调畅情志：人的情志活动主要依赖于气血的正常运行，气血的运行又取决于气机的运动。所以，肝调畅情志与肝的调畅气机功能密切相关。肝主疏泄功能正常，气机调畅，气血调和，精神愉悦，心情舒畅。肝气疏泄不及，则表现为精神抑郁、多愁善虑、沉闷欲哭、嗳气太息、胸胁胀闷等；肝气疏泄太过，则表现为兴奋状态，如烦躁易怒、头晕胀痛、失眠多梦等。

3）促进消化：在食物消化吸收过程中脾升胃降，肝的疏泄功能有助于脾胃的升降，以及胆汁的分泌和排泄，以保持正常的消化、吸收功能。如肝失疏泄，影响脾胃的升降功能，可出现肝脾不调的表现，如眩晕、泄泻等；也可出现肝胃不和的表现，如嗳气、呃逆、脘痞等。另外，如肝失疏泄，影响胆汁的分泌和排泄，则可出现胁痛、口苦等。

（2）主藏血：肝具有贮藏血液和调节血量的功能。肝是人体贮藏血液的主要器官，当人体在休息或情绪稳定时，机体的需血量减少，大量血液贮藏于肝；当劳动或情绪激动时，机体的需血量增加，肝就排出其所贮藏的血液，以供应机体活动的需要。肝藏血的另一个含义是固摄血液，防止出血。如肝藏血的功能异常，则会引起血虚的症状，如头晕目眩、肢体麻木、妇女月经量少等；或引起出血的症状，如咯血、呕血、妇女月经量过多等。

2. 肝的系统联系

（1）肝在体主筋，其华在爪：筋，即筋膜，附着于骨而聚于关节，是连接关节、肌肉，主管运动的组织，筋的活动有赖于肝血的滋养。如肝血不足，筋失濡养可导致动作迟缓，筋脉拘急，肢体麻木、震颤、屈伸不利等。爪，即爪甲，包括指甲和趾甲，乃筋之延续，故称“爪为筋之余”，肝血充足，爪甲红润，坚韧明亮；如肝血不足，则爪甲软薄，色泽枯槁，甚则变形脆裂。

（2）肝开窍于目：目的视觉功能主要依赖肝血的濡养，肝的功能正常与否常常在目上反映出来。如肝血不足，可出现视物模糊、夜盲等；肝阴亏损，则两目干涩、视力减退等；肝火上炎，则目赤肿痛等。

（3）肝在志为怒：怒，是人在激动时的一种情绪变化，由肝血、肝气所化。大怒或郁怒不解，对于机体是一种不良的刺激，既可引起肝气郁结，气机不畅，精、血、津液运行输布障碍，痰饮、瘀血及癥瘕积聚内生；又可致肝气上逆，血随气逆，发为出血或中风昏厥。

（4）肝在液为泪：肝开窍于目，泪从目出，故泪为肝之液。泪有濡润、保护眼睛的功能。如肝血不足，泪液分泌减少，常见两目干涩等；肝经湿热，可见目赤痒痛，迎风流泪等；肝火上炎，则可见目赤生翳等；肝阳上亢，则可见头目眩晕等。

（五）肾

肾位于腰部，脊柱两侧，左右各一，故称“腰为肾之府”。肾在五行属水，阴阳属性为阴中之太阴，通于冬气，为“作强之官”“先天之本”。

1. 肾的主要生理功能

（1）藏精，主生长、发育和生殖：肾藏精，是指肾具有贮存、封藏人体精气的作用。精是构成人体的基本物质，也是人体生长发育及各种功能活动的物质基础。精能化气，肾气能促进人体生长、发育和生殖。肾气封藏，精气盈满，生机旺盛；肾失封藏则出现喘息、遗尿、多汗、大便滑脱、男子滑精、女子带下、崩漏、滑胎等。

肾中精气，又称肾气，根据其功能可概括为肾阴和肾阳两个方面。肾阴，又称“真阴、元阴”，为人体阴液之根本，对全身各脏腑组织起着滋润、濡养的作用。肾阳，又称“真阳、元阳”，为人体阳气之根本，对全身各脏腑组织起着推动、温煦的作用。肾阴、肾阳两者相互制约、相互依存为用，维护着各脏阴阳的相对平衡。如果由于某些原因，两者的平衡被破坏，既能形成肾阴虚，又可形成肾阳虚。肾阴虚，阴不制阳，阴虚内热，则潮热心烦、腰膝酸软、口干咽燥，耳鸣眩晕、男子遗精早泄、女子经闭不孕或崩漏、舌红少津、脉细数无力等；肾阳虚，阳虚内寒，则形寒肢冷、腰膝冷痛、小便清长、夜尿频多、男子阳痿、女子宫寒不孕、舌淡胖嫩、脉沉弱无力等。

链接

肾　精

《素问·上古天真论》说：“女子七岁，肾气盛，齿更发长；二七而天癸至，任脉通，太冲脉盛，月事以时下，故有子；三七，肾气平均，故真牙生而长极；四七，筋骨坚，发长极，身体盛壮；五七，阳明脉衰，面始焦，发始堕；六七，三阳脉衰于上，面皆焦，发始白；七七，任脉虚，太冲脉衰少，天癸竭，地道不通，故形坏而无子也。丈夫八岁，肾气实，发长齿更；二八，肾气盛，天癸至，精气溢泻，阴阳和，故能有子；三八，肾气平均，筋骨劲强，故真牙生而长极；

四八，筋骨隆盛，肌肉满壮；五八，肾气衰，发堕齿槁；六八，阳气衰竭于上，面焦，发鬓颁白；七八，肝气衰，筋不能动；八八，天癸竭，精少，肾藏衰，形体皆极，则齿发去。”这段论述，明确指出了机体生、长、壮、老、已的自然规律，与肾之精气盛衰密切相关。

（2）主水：肾主水，是指肾具有主持全身水液代谢、维持体内水液平衡的作用。人体的水液代谢包括两个方面：一是将来自水谷精微，具有濡养、滋润脏腑组织作用的津液输布全身；二是将各脏腑组织代谢后的浊液排出体外。水液代谢过程的实现，主要依赖肾的气化功能。如肾主水功能失调，开阖失度，则引起水液代谢紊乱，阖多开少，可见尿少、水肿等；阖少开多，则尿多、尿频等。

（3）主纳气：纳，即收纳、摄纳的意思。肾主纳气，是指肾有摄纳肺吸入的清气，保持呼吸具有一定的深度，防止呼吸表浅的作用。肾的纳气功能正常，则呼吸均匀和调；如肾虚不能纳气，可出现呼多吸少，吸气困难，动则喘甚等，称为“肾不纳气”。

2. 肾的系统联系

（1）肾主骨，生髓，通于脑，其华在发：肾藏精，精能生髓，髓藏于骨腔中以营养骨骼，称为“肾主骨生髓”。肾精充足，则骨髓充盈，骨骼得到骨髓的充分滋养，则坚固有力。如肾精虚少，骨髓的化源不足，不能营养骨骼，则骨骼软弱无力，甚至发育不良，可见小儿囟门迟闭、骨软无力。牙齿与骨一样，也是由肾精所充养，称为“齿为骨之余”。如肾精充足，则牙齿坚固有力，肾精不足，可见小儿牙齿生长迟缓、成人牙齿松动或早期脱落。脑为“髓海”，脑的充盈与肾精的盛衰密切相关。肾精充足，脑髓充盈，则精力充沛，轻劲有力，耳目聪明，思维敏捷，记忆力强；如肾精不足，髓海空虚，脑失其充，则出现精神萎靡、思维迟钝、记忆力减退。肾其华在发，肾藏精，精能化血，精血旺盛，则毛发多而润泽，即所谓“发为血之余”。凡久病而见头发稀疏、枯槁、脱落，或未老先衰、早脱、早白者，多属肾精不足或血虚。

（2）肾开窍于耳及二阴：耳的听觉功能依赖于肾精的充养。肾精充足，则听觉灵敏；如肾精不足，可出现耳鸣、听力减退等。二阴，是前阴与后阴的总称。前阴包括尿道和生殖器，尿液的贮存和排泄虽为膀胱的功能，但须依赖肾的气化作用才能完成。因此，凡尿频、遗尿或尿少、尿闭多与肾的功能失常有关。后阴指肛门，粪便的排泄虽由大肠所主，但亦与肾有关。如肾阴不足可致肠液枯涸而便秘；肾阳虚衰，脾失温煦，水湿不运，可致大便泄泻；肾气不固，可致久泄、滑脱。

（3）肾在志为恐：恐，是一种恐惧、害怕的情志活动，恐与惊相似，都是指处于一种惧怕的心理状态。两者又有区别：恐为自知而胆怯，乃内生之恐惧；惊为不自知，事出突然而受惊慌乱，乃是外来之惊惧。过度的惊恐，损伤脏腑精气，导致脏腑气机逆乱，肾气不固，神不守舍，二便失禁。

（4）肾在液为唾：唾，是唾液中较稠厚的部分。由于唾源于肾精，如咽而不吐，则回滋肾精；如多唾久唾，则耗伤肾精。故古代养生家主张“吞唾”以养肾精。

二、六　腑

六腑为胆、胃、大肠、小肠、膀胱、三焦的合称，共同的生理功能为受纳和传导水谷。六腑运动特点为“泻而不藏”“实而不满”。

（一）胆

胆与肝相连，附于肝脏之短叶间，胆与肝又有经脉相互络属，互为表里。胆内藏清净之液，即胆汁，胆汁有助于饮食物的消化。胆为“中正之官”。胆的主要生理功能是贮藏和排泄胆汁。胆汁的化生和排泄由肝的疏泄功能所控制、调节。胆汁由肝之余气所化生，汇集于胆，泄于小肠，以助饮食物消化吸收。如肝失疏泄，可致胆汁生成和排泄异常，影响饮食消化吸收，则可出现多种消化不良症状，如厌食、腹胀、便溏等；胆汁外溢，则发为黄疸，表现为目黄、身黄和尿黄等。此外，胆还有主决断的功能。胆主决断，是指胆在精神意识思维活动中，具有判断事物、做出决定的作用。胆气虚怯之人，在受到不良精神刺激的影响时，易于形成疾病，出现胆怯易惊、善恐、失眠、多梦等。

（二）胃

胃居于膈下，腹腔上部，胃的上部称上脘，中部称中脘，下部称下脘。胃与脾经脉相互络属，互为表里，胃的主要生理功能是：①受纳、腐熟水谷。饮食入口，经过食管，容纳于胃，故称胃为“太仓”“水谷之海”。容纳于胃中的饮食物，经过胃的腐熟后，形成食糜，下传于小肠以进一步消化吸收。如胃的这一功能发生障碍，可出现食欲不振，食少，消化不良，胃脘胀痛等。②胃主通降，以降为和。饮食物经过胃的受纳腐熟后，必须下行入小肠，以便进一步消化吸收。如胃失和降，则影响食欲，可出现口臭、脘腹胀满疼痛等；胃气上逆，可出现嗳气吞酸、呃逆、恶心、呕吐等。

（三）小肠

小肠位居腹中，小肠与心经脉相互络属，互为表里。小肠的主要生理功能是：①受盛和化物。小肠接受由胃初步消化的饮食物，并对其做进一步消化，将水谷化为精微。小肠为“受盛之官”。如小肠这一功能异常，可导致消化吸收障碍，表现为腹胀、腹泻、便溏等。②泌别清浊。小肠将经过进一步消化后的饮食物，分别为水谷精微和食物残渣两部分，并将水谷精微吸收，再通过脾的升清散精作用将其上输心肺，输布全身；将食物残渣向大肠输送。同时，小肠吸收大量的水液，剩余的水液则渗入膀胱，形成尿液，排出体外。因而，小肠的泌别清浊功能参与了人体的水液代谢，故有“小肠主液”之说。小肠的泌别清浊功能正常，则二便正常；如反之，可出现大便稀薄而小便短少。

（四）大肠

大肠居于下腹中，上接小肠，下接肛门，大肠与肺经脉相互络属，互为表里。大肠的主要生理作用是传化糟粕。大肠接受经过小肠泌别清浊后的食物残渣，吸收多余的水分，形成粪便，经肛门排出体外。大肠为“传导之官”。大肠传化糟粕是胃的降浊功能的延伸，同时与肺的肃降有关。大肠在传化糟粕过程中，吸收多余水分，故称“大肠主津”。如大肠传化失常，可出现大便质、量及次数的异常变化，如泄泻、便秘、便脓血等。

（五）膀胱

膀胱位于小腹中，通过输尿管与肾脏直接相通，膀胱与肾经脉相互络属，互为表里。膀胱的主要生理作用是贮尿和排尿。尿液为津液所化，在肾的气化作用下，其浊者下输膀胱，并由膀胱暂时贮存，当潴留至一定量时，在膀胱气化作用下排出体外。膀胱为“州都之官”。膀胱的贮尿和排尿功能，全赖于肾的气化功能。膀胱的病变，主要表现为尿频、尿急、尿痛；或小便不利，尿有余沥，甚至尿闭；或遗尿、小便失禁等。

（六）三焦

三焦，是中医藏象学说中一个特有的名词，是上焦、中焦和下焦的合称。上焦主要指横膈以上的部分，包括心、肺。中焦主要指横膈以下，脐以上的部分，包括脾、胃及肝、胆。下焦主要指脐以下的部分，包括肾、膀胱及大小肠。三焦与心包经脉相互络属，互为表里。三焦为“决渎之官”，其主要生理功能是运行水液，通行元气。上焦的生理特性可概括为“上焦如雾”，是形容上焦心肺敷布气血，犹如雾露弥漫之状，灌溉并温养全身脏腑组织的作用。中焦的生理特性可概括为“中焦如沤”，是形容中焦脾胃腐熟、运化水谷，进而化生气血的作用。下焦的生理特性可概括为“下焦如渎”，是指下焦有排泄二便的作用。

考点 六腑的主要生理功能

三、奇恒之腑

奇恒之腑，即脑、髓、骨、脉、胆、女子胞。奇恒之腑在形态上多为空腔脏器，与腑相似，却不与水谷直接接触，似腑非腑；在功能上藏而不泻，与脏相似，似脏非脏，故称奇恒之腑。除胆属六腑外，都没有和五脏的表里配属关系，但有的与八脉相联系。胆、脉、骨、髓在前面已述及，本节仅介绍脑及女子胞的功能。

1. 脑　又名髓海，居颅腔之中，深藏于头部，其外为头面，内为脑髓，是精髓和神明汇聚之处，又称为“元神之府”。元神是人在出生之前，随形具而生之神，元神藏于脑中。脑的主要生理功能是主宰人体的生命活动，主司人的精神活动，包括思维、意识和情志活动等，都是客观外界事物反映于脑的结果。脑主精神活动的功能正常，则精神饱满，声音清楚，思维灵敏，记忆力强，语言清晰，情志正常。

2. 女子胞　又称胞宫、子宫、胞脏，位于小腹内，为女性的生殖器官。其主要功能为主持月经和孕育胎儿。女子胞的生理功能主要与心、肝、脾、肾及冲任二脉有关。在病理上，当各种因素导致上述脏腑、经脉功能异常，影响女子胞的功能，引起月经失调或不孕。

四、脏腑之间的关系

案例 2-2

患者，女，67岁。反复咳喘发作20余年，加重2周。患者20余年来，咳喘冬季易发，曾多次住院治疗。2周前因起居不慎，咳喘发作，近日病情日趋加重，动则气促，咳喘不得平卧，咳嗽，痰多色白，胸中满闷，双下肢浮肿，小便量少。舌胖大、紫暗，苔白厚腻，脉细滑。

问题： 1. 请分析患者病变的脏腑。

2. 请运用藏象学说分析患者水肿发生的病机。

在脏腑中，从阴阳属性来看，脏属阴，腑属阳，脏为里，腑为表，一脏一腑，一阴一阳，一里一表相互配合，并有经脉相互络属，从而构成了脏腑之间的密切联系。

（一）脏与脏之间的关系

1. 心与肺　心主血，肺主气，心与肺的关系主要体现在气和血的关系。肺主气的作用能助心行血，而血液的正常运行，也有助于维持肺的呼吸功能。如肺气虚或肺失宣肃，影响心行血的功能，导致血行失常，可出现胸闷、心悸、心痛，甚至出现唇青舌紫等心血瘀阻症状；如心气不足，心阳不振或心血瘀阻，也会影响肺的宣发肃降，可出现咳嗽、气促等。

2. 心与脾　心主血，脾统血，脾又为气血生化之源。心与脾的关系主要体现在血的生成和血的运行方面。脾运化功能正常，生血旺盛，则心有所主；脾气健旺，脾的统血功能正常，则血行脉中而不逸出脉外。如思虑过度，耗伤心血，可影响脾的运化功能；如脾气虚弱，气血生化无源，致心失所养，两者均可出现心悸怔忡、失眠多梦、腹胀食少、体倦乏力，面色无华等。

3. 心与肝　心与肝的关系主要体现在血的运行和神志活动两个方面。心主行血，肝藏血，心的主血功能正常，则肝有所藏；如肝不藏血，心无所主，致血液运行异常，故临床上常见“心肝血虚证”，表现既有心血不足的心悸、失眠等，也可见肝血虚的视物昏花、头晕目眩、女子月经量少等。心主神志，肝主疏泄，两者共同维持正常的精神情志活动，如心火亢盛，引动肝火，可见心烦失眠、急躁易怒等。

4. 心与肾　心属火，肾属水，在生理状态下，心火应下降于肾，使肾水不寒；肾水要上济于心，使心火不亢，心肾之间协调平衡的关系被称为“心肾相交”“水火既济”。如心肾不交，心火亢于上，不能下交于肾，或肾水不足，不能上滋于心，则可出现心悸、心烦、失眠、腰膝酸软，或男子遗精、女子梦交等。

5. 肺与脾　肺与脾的关系主要体现在气的生成和津液的输布代谢两个方面。肺吸入自然界的清气和脾所运化的水谷之精气是气生成的主要物质基础，如肺气虚影响到脾，或脾气虚累及肺，均可见咳嗽喘促、气短懒言、食少、便溏、倦怠、乏力等。津液的代谢依赖于肺的宣降和通调水道，以及脾的运化，两者协调配合使津液正常输布和排泄，如脾失健运，聚湿生痰则影响肺的宣降，可出现咳喘、痰多等，故有“脾为生痰之源，肺为贮痰之器”的说法。

6. 肺与肝　肺与肝的关系主要体现在气机的调节方面。肺主肃降，肝主升发，肺调节气机，肝调畅气机，两者相互协调，则全身气机调畅。如肝升太过或肺失肃降，均可致气火上逆，出现咳嗽、咯血等，临床上称为“肝火犯肺”。相反，肺失清肃，影响肝失条达，疏泄不利，在咳嗽的基础上，还会出现胸胁胀满、头晕头痛、面目红赤等。

7. 肺与肾　肺与肾的关系主要体现在水液的代谢和呼吸运动两个方面。肾为主水之脏，肺为“水之上源”。肺的宣发肃降和通调水道的功能，有赖于肾气的蒸腾气化；反之，肾的气化主水功能，也依赖于肺的宣发肃降和通调水道功能。如肺失宣降，通调水道失职，损及肾脏，可出现尿少，甚则水肿。肺主气，肾主纳气，两者功能正常，则呼吸均匀，故有“肺为气之主，肾为气之根”之说。如肺病日久伤及肾，可见气短喘促、呼多吸少等肾不纳气之证。

8. 脾与肝　肝藏血而主疏泄，脾统血而主运化。肝的疏泄功能正常，则脾的运化功能健旺，气血生化充足，即脾有所统，肝有所藏。如肝失疏泄，气机郁滞，影响脾的运化功能，则易导致肝脾不和证，可见精神抑郁、胸胁胀满、食欲缺乏、腹胀腹痛、便溏等；或肝血不足，可见头晕目眩、面色淡白、妇女月经量少色淡等。

9. 脾与肾　“脾为后天之本”，“肾为先天之本”。脾的运化功能依赖肾阳的推动，肾中精气亦赖于水谷精微的培育和补充。如肾阳不足，不能温煦脾阳，或脾阳久虚，损及肾阳，均可形成脾肾阳虚证，可见畏寒肢冷、腰膝腹部冷痛、下利清谷，或五更泻、小便不利，甚则水肿等。

10. 肝与肾　肝藏血，肾藏精，精能生血，血能化精，故有“肝肾同源”“精血同源”之称。在病理上，肾精亏损与肝血不足常相互影响，形成肝肾阴虚证，可出现头晕目眩、腰膝酸软、耳鸣、健忘、五心烦热、颧红、盗汗、男子遗精、女子经少等。

（二）脏与腑之间的关系

脏与腑的关系，实际上是阴阳表里配合的关系。脏属阴，腑属阳，阴主里，阳主表，构成了一脏一腑，一里一表，一阴一阳的表里关系。

1. 心与小肠　心与小肠相表里，如心经有火，可循经下移于小肠，导致尿少、尿赤、尿道灼热的小肠实热证；而小肠有热循经上炎于心，亦可见心烦、舌红、口舌生疮。

2. 肺与大肠　肺与大肠相表里。如肺气不降，津液不能下达，可见大便秘结；如大肠实热，也可影响肺的肃降，出现胸满、喘咳等。

3. 脾与胃　脾与胃相表里。脾主升，胃主降，脾气升则水谷之精微得以输布，胃气降则水谷及其糟粕才得以下行，两者相反相成；此外，胃喜润恶燥，脾喜燥恶湿，两者燥湿相济，阴阳相合，共同完成饮食物的转化过程。如脾为湿困，运化失职，清气不升，影响胃的受纳和降浊，可出现纳呆、脘腹胀满等；如食滞胃脘，浊气不降，影响脾的运化和升清功能，可出现腹胀、泄泻等。

4. 肝与胆　肝与胆相表里。胆汁源于肝气之余，胆汁的排泄受肝疏泄功能的影响。如肝失疏泄，会影响胆汁的生成和排泄；反之，胆汁排泄不畅，也会影响肝的疏泄功能。所以在临床上，常见肝病影响及胆，胆病影响及肝，导致肝胆同病，如肝胆火旺、肝胆湿热等。

5. 肾与膀胱　肾与膀胱相表里。膀胱的贮尿和排尿功能，依赖于肾的气化。肾气充足，则固摄有权，膀胱开阖有度，贮尿、排尿正常。如肾气不足，气化失常，膀胱开阖失度，可出现小便不利、遗尿或尿失禁等。

（三）六腑之间的关系

六腑的生理特点是受盛和传化水谷，六腑之间的关系主要体现在饮食物的消化、吸收、排泄糟粕过程中相互联系和紧密协调。饮食物经口进入胃，经过胃的腐熟初步形成食糜，下移于小肠，通过小肠的进一步消化，泌别清浊。清者（水谷精微和大量的水液）被小肠吸收，由脾转输至心肺化生成气血以营养全身；浊者（食物残渣）下达大肠，经大肠的重吸收水液和传导作用形成粪便排出体外。其中水液由小肠、大肠吸收后转化为津液，由脾上输至心肺，经肺的宣发肃降输布于全身，津液在机体内代谢后少量形成汗液排出，大部分下降至肾，经过肾的气化，升清降浊，浊者渗入膀胱形成尿液排出体外。在上述饮食物的代谢过程中，还有赖于三焦的气化和通行水液的作用。

综上所述，在对饮食物不断地受纳、消化、传导和排泄的传化过程中，六腑之间虚实更替，宜通不宜滞，故有“六腑以降为顺”“六腑以通为用”的论点。临床上，治疗六腑病变时，亦多采用“腑病以通为补”的治法。

考点 五脏与六腑之间的关系

第2节 精、气、血、津液

案例 2-3

患者，女，35岁。间断出现下肢浮肿，腰腿酸软，头昏乏力3年，曾2次住院治疗，诊断为“慢性肾炎”。上个月因劳累后又出现双下肢浮肿，就诊于当地医院，服中药无好转，遂来诊。现全身浮肿，腰以下尤甚，尿少，身倦乏力，畏寒，腰膝酸软，纳食减少，大便每日两三次，溏薄。查体：面色苍白，四肢不温，双足按之凹陷不起。唇淡，舌淡胖，苔薄白，脉沉细。尿常规：蛋白质（+++）。

问题： 1. 请分析患者主要病变的脏腑。

2. 请运用藏象学说和津液代谢的理论解释患者此次水肿的病机。

精、气、血、津液都是构成人体的基本物质，是脏腑经络、形体官窍生理活动的物质基础。机体的脏腑经络、形体官窍生理活动，必须依靠气的推动和血及津液的滋润濡养，而精、气、血、津液的生成与代谢，又依赖于脏腑经络、形体官窍的正常生理活动。因此，精、气、血、津液和脏腑经络、形体官窍之间，存在着十分密切的关系。

一、精

精是构成和维持人体生命活动的精微物质之一，也是人体生长发育及各脏腑器官生理功能活动的物质基础，对机体具有极其重要的作用。精有广义和狭义之分：广义之精，是泛指体内一切精微物质，包括气、血、津液以及从饮食物中吸收的水谷精微等，统称为“精气”。狭义之精，是指肾中所藏之精，即生殖之精，又称“肾精”，分为先天之精和后天之精。

（一）精的生成

先天之精又称生殖之精，是禀受于父母，与生俱来，具有生命活力，能形成胚胎，促进人体生长、发育、生殖，是构成人体脏腑组织的原始物质，为生命的基础。后天之精又称脏腑之精，来源于饮食水谷，是脾胃运化的水谷之精和脏腑代谢化生的精微物质。

（二）精的功能

1. 繁衍生殖　生殖之精是生命的原始物质，具有繁衍生殖的作用。男子二八天癸至，精气溢泻；女子二七天癸至，月事以时下。男女媾精，阴阳和调，胎孕方成，故能有子而繁衍后代。由此可见，精是繁衍生殖的物质基础，肾精充足，则生殖力强；肾精不足，可出现生殖功能障碍。

2. 促进生长发育 精是形成胚胎和促进胎儿生长发育的物质基础。人出生之后，从婴儿至青年生长成熟时期，均依赖精的充养。随着精气盛衰的变化，人则呈现出生长壮老已的生命运动规律。如肾精不足，人体的生长发育就会出现迟缓或障碍，临床常用补肾精的方法进行治疗。

3. 濡润脏腑 饮食物经脾胃的消化吸收，转化为水谷精微。水谷之精输布到五脏六腑等全身各组织器官之中，起着滋养作用，以维持人体的生理活动。其剩余部分归藏于肾，储以备用。精是维持人体生命活动的基本物质，如精不足，则脏腑失养，人体可出现虚弱及衰竭状态，抗病力弱，易发生疾病。

4. 生髓化血 肾藏精，精能化髓。髓有脑髓、脊髓、骨髓之分，肾精充盛，则脑海充盈，骨骼得养。反之，肾精不足，髓生无源，则脑海空虚，骨骼失养。精生髓，骨髓可以生血，为血液生化之器，精足则血充，故有“精血同源”之说。因此，临床上常用补益精髓法以治疗血虚之证。

二、气

气是构成人体和维持人体生命活动的基本物质之一，是体内不断运动着的活力很强的极细微物质。

（一）气的生成和运动

气的生成来自三个方面：一是先天之精气，即受之于父母的先天之气；二是水谷之精气，即饮食物经脾胃运化后所得的营养物质；三是吸入之清气，即由肺吸入的自然界之清气。

气的运动，称为气机。气的功能是通过气机来实现的。气的运动的基本形式包括升、降、出、入四个方面，并体现在脏腑、经络、形体、官窍的生理活动之中。例如，肺呼气为出，吸气为入，宣发为升，肃降为降；又如，脾主升清，胃主降浊。气机的升降出入应当保持协调平衡，这样才能维持正常的生理活动，称为“气机调畅”；反之则“气机失调”，如“气滞”“气陷”“气逆”“气闭”“气脱”等。

（二）气的功能

1. 推动作用 气可以促进人体生长发育，激发各脏腑经络、形体官窍的功能活动，推动血液的循行，以及津液的生成、输布和排泄。如气的推动作用减弱，可见机体生长发育迟缓，脏腑经络功能减弱，或使血和津液的生成不足，引起血虚、血行不畅和水液停滞等病理变化。

2. 温煦作用 气的温煦作用来源于气的运动，它维持并调节着人体的正常体温，保证着人体各脏腑经络、形体官窍的生理活动，使血液和津液正常运行而不致凝滞、停聚。如气的温煦作用减弱，可出现体温下降，四肢不温，以及血和津液运行迟缓等。

3. 防御作用 气具有防御作用体现在两个方面：一是气可以护卫肌表，防止外邪入侵；二是气可以与入侵的邪气作斗争，以驱邪外出。如气的防御功能减退，机体抵抗力下降，易患疾病或患病后预后较差。

4. 固摄作用 气可以保持脏腑位置的相对恒定；并可统摄控制体内血液、精液、汗液、尿液、唾液的分泌和排泄，防止体液流失。如气的固摄作用减退，可出现衄血、崩漏、遗精、自汗、尿失禁等。

5. 气化作用　气化，是指通过气的正常运动而产生的各种变化，体内精、气、血、津液等物质的新陈代谢及其相互转化。如饮食物转化为水谷精微，再化成气、血、津液；津液转化为汗液和尿液；食物残渣转化为糟粕等都是气化作用的具体体现。气化作用是生命最本质的特征，如气化功能异常，可导致各种代谢异常。

气的各种功能相互配合，相互为用，共同维持着人体的正常生理活动。

考点 气的主要功能

（三）气的分类

根据所在的部位、功能及来源的不同，气可分为元气、宗气、营气、卫气四类。

1. 元气　又称“原气”“真气”，是人体生命活动的原动力。元气由先天之精所化生，并受后天水谷精气不断补充和培养。元气根源于肾，通过三焦循行于全身，内至脏腑，外达肌肤腠理。元气的功能是推动和促进人体的生长发育，温煦和激发脏腑经络、形体官窍的生理活动。因此，可以说元气是人体最根本、最重要的气。元气充沛，则生长、发育良好，脏腑、经络、形体官窍的功能健旺；元气不足，可致生长、发育迟缓，各脏腑经络、形体官窍的功能低下。

2. 宗气　又称“大气”，即胸中之气，由肺吸入之清气和脾胃运化的水谷精气结合而生成，聚于胸中。宗气的功能主要有两个方面：一是走息道而司呼吸，宗气聚积于胸中，推动肺的呼吸功能，并上走于息道、喉咙和鼻，如语言、声音、呼吸的强弱，都与宗气的盛衰有关；二是贯心脉而行气血，宗气贯注于心脉中，协助心脏推动血液运行，肢体的温度和活动能力、视听功能、心搏的强弱及节律均与宗气的盛衰有关。由于宗气积于胸中，临床上常以心尖搏动情况和脉象来了解宗气的盛衰。

3. 营气　又称“荣气”，即运行于脉中，具有营养作用的气，主要由脾胃运化的水谷精气精华部分所化生。营气的功能为化生血液和营养全身两个方面。营气与卫气相对而言，属于阴，故又称“营阴”。

4. 卫气　是运行于脉外的气，由脾运化的水谷精气的剽悍滑利部分所化生。卫气与营气相对而言，属于阳，故又称“卫阳”。卫气的主要功能有护卫肌表，防御外邪入侵；温养脏腑、肌肉、皮毛；调节控制汗孔的开合和汗液的排泄，以维持体温的恒定。

三、血

血是构成人体和维持人体生命活动的基本物质之一，是流行于脉管之中的红色液体，脉作为血液的循行通道，被称为“血之府”。

（一）血的生成

血主要是由营气和津液所组成，两者都来源于脾胃运化的水谷精微，所以饮食物营养的优劣和脾胃运化功能的强弱直接影响血液的化生。此外，肾藏精，精能生髓，髓生血，故肾精也是化生血液的基本物质。因此，血液的生成是以脾胃为主，配以心、肺、肝、肾等脏器的综合作用。

（二）血的功能

血的主要功能是濡养滋润全身及化神。血循行于脉中，内达脏腑，外至肌肉、皮肤、筋骨，为全身各脏腑器官提供营养，从而维持正常的生理活动。血的功能正常表现在面色红润，肌肉丰满壮实，皮肤和毛发润泽有华，感觉和运动灵活等方面。正如《素问·五脏生成》所说："肝受血而能视，足受血而能步，掌受血而能握，指受血而能摄。"当血的濡养作用减弱时，机体除脏腑功能减弱外，还可见面色不华、肌肤干燥、毛发枯槁、肢体麻木、运动不灵活等。同时，血又是精神活动的主要物质基础，人的精神、神志、感觉、活动均有赖于血液的营养和滋润。血液充盛，则精力充沛，神志清晰，思维敏捷；血液不足，可出现惊悸、失眠、多梦、健忘等。

考点 血的主要功能

（三）血的循行

血液循行于脉管中，周而复始，如环无端。气的推动作用和固摄作用是血液得以正常运行的保证。心主血脉，心气的推动，是血液循行的基本动力；肺朝百脉，运行于全身的血液都要汇聚于肺，合成为宗气后贯注于心脉以推动血液运行；脾气的统摄作用使血液在脉中正常运行而不致溢出脉外；肝的疏泄功能使气血运行通畅，肝的藏血功能调节着血液的流量。此外，脉道是否通利、气机失调、血寒或血热等，也是影响血液运行的重要因素。

四、津　　液

津液是构成人体和维持人体生命活动的基本物质之一，是体内各种正常水液的总称，包括人体的内在体液及正常的分泌物，如胃液、肠液、涕、泪、唾等。性质较清稀，流动性较大的为津，布散于体表皮肤、肌肉和孔窍，并渗注于血脉，起滋润作用；性质较稠厚，流动性较小的为液，灌注于骨节、脏腑、脑、髓等组织，起濡养作用。津和液可以相互转化，故并称津液，伤津可以引起脱液，脱液也必定伤津。

（一）津液的生成、输布和排泄

津液的生成是通过胃对饮食物的初步腐熟和小肠的分清别浊，吸收水液，大肠也吸收部分水液，上输于脾而完成的。脾一方面将津液输布全身以滋润和灌溉各组织器官，另一方面将津液上输肺，由肺进一步宣发，将津液经过气化形成汗液排出体外。经肺的肃降作用，将津液输送到肾和膀胱，经肾的气化作用变为尿液，排出体外。如肺、脾、肾等脏腑功能失调，影响津液的生成、输布和排泄，则可出现津液生成不足或津液代谢障碍等。

（二）津液的功能

津液有滋润和濡养的功能。布散体表的津液，能润泽皮毛、肌肤；注入孔窍的津液，能滋润和保护眼、鼻、口等孔窍；流入关节的津液，能滑利关节；渗入骨、脑的津液，能滋润和充养骨髓、脊髓、脑髓；进入体腔的津液，能滋养内脏等；渗入血脉中的津液，是构成血液的基本成分。津液以汗液和尿液的形式，将机体的代谢产物不断排出体外，对调节机体阴阳的相对平衡起着重要的作用。

考点 津液的主要功能

五、精、气、血、津液之间的关系

（一）精与气、血、津液的关系

精能化气，气能生精，精与气相互滋生、相互依存。肾精和肾气互生互化，互为体用，常合称为肾中精气。肾精化生元气，水谷精微化生宗气、营气、卫气，全身各脏腑之气都依赖于精的濡养，而精的生成，又依赖于气的充盛，所以，精盈则气盛，气足则精充，若精亏则气衰，气虚则精不足。气不仅生精，又能固精。气失固摄，则精关不固，可出现早泄，滑精等。

精能生血，血能化精，精与血相互滋生、相互转化，称为精血同源。血虚可致精亏，精亏也可致血虚，均形成精血亏损。

精与津液均属于阴，两者在生理和病理上都可互为影响。津液通过三焦气化作用，输布全身，濡养脏腑，其中浓稠部分入于肾中，成为肾精一部分，津液枯竭必然影响精的生成。肾藏精而主水，肾精为真阴、元阴，是诸阴之本，如肾的阴精亏损，可出现阴液生化无源而亏虚。

（二）气和血的关系

气和血之间的关系可概括为气为血之帅、血为气之母。

1. 气为血之帅　体现在气能生血、气能行血及气能摄血三个方面。①气能生血：指由饮食物转化的水谷精气能转化成血液。故气盛，则生血充足；气虚，可影响血的化生，甚而出现血虚。②气能行血：指气能推动血液在脉管中循行，即所谓“气行则血行，气滞则血瘀”。③气能摄血：气对血液具有统摄作用，使之循行于脉中，而不致外溢。如脾气虚，不能统血，临床上可出现各种出血病证，被称为“气不摄血”。

2. 血为气之母　体现在血能载气和血能化气两方面：①血能载气，气不能独存，需依赖于血的运载而到达周身。临床上血虚会使气的营养无源，导致气亦虚；血脱则使气无所依附，使气也随之而脱，即“气随血脱”。②血能化气，气存血中，血为气的生成和功能提供营养来源。故血盛则气旺，血衰则气少。

（三）气和津液的关系

气与津液的关系主要体现在气能生津、气能行津、气能摄津和津能载气四个方面。

1. 气能生津　津液来自摄入的饮食物，而饮食物化生津液则依赖于脾胃之气。因此可以说，气是津液化生的动力。如气虚，脾胃功能减弱，可出现津液不足之证。

2. 气能行津　津液在体内的输布和排泄依赖于气的推动作用，任何原因造成气虚、气滞或相关脏腑功能失调都会导致津液输布、排泄障碍。

3. 气能摄津　气对津液具有固摄作用，可以有节律地调节和控制津液的排泄，维持体内津液代谢的平衡。如卫气不固，可出现自汗；肾气不固，可出现尿频、遗尿等。

4. 津能载气　如同血一样，津液也是气的载体，气同样依附津液而存在。因此津液的流失也会使气受损伤。如出汗过多，或大量呕吐、腹泻，会使津液丧失，同时也会导致气随津脱。

（四）血和津液的关系

血和津液都是由水谷精气所化生，且血能化津，津能化血，故常称“津血同源”。血和津液同为液体，均以营养、滋润为主要功能，故两者同属于阴。在病理上，血液和津液也相互影响。如失血过多，津液便渗入脉中补充血液之不足，由此也会造成津液的不足，出现口渴、尿少、皮肤干燥等。而津液大量损耗时，脉中血液渗于脉外，化生津液，导致血脉空虚，或血液黏稠。在临床治疗时，对失血者不宜用汗法，对吐泻、大汗伤津者则不宜用破血、逐瘀药。

考点　气、血、津液之间的关系

自 测 题

单项选择题

1. 中医的五脏包括心、肝、脾、肺和
A. 胆 B. 小肠 C. 大肠
D. 肾 E. 膀胱

2. 与呼吸运动关系密切的脏是
A. 心肺 B. 肾肺 C. 脾肺
D. 肝肺 E. 心肾

3. 两脏关系表现为阴阳水火既济的是
A. 心与肾 B. 肝与肾 C. 心与肝
D. 心与肺 E. 脾与肾

4. 五脏的主宰是
A. 肝 B. 心 C. 肾
D. 肺 E. 脾

5. 心主神志，其物质基础是
A. 宗气 B. 血 C. 精
D. 津液 E. 营气

6. 精血同源是指哪两脏的关系
A. 脾与肾 B. 肺与肾 C. 心与肾
D. 肝与肾 E. 心与肝

7. 心开窍于
A. 目 B. 口 C. 耳
D. 鼻 E. 舌

8. 肺的生理功能是
A. 主气 B. 纳气 C. 行气
D. 载气 E. 调气

9. 下列各项中不属于表里关系的脏腑是
A. 心与心包络 B. 肝与胆 C. 脾与胃
D. 肺与大肠 E. 肾与膀胱

10. 按部位分，肾与膀胱属
A. 三焦 B. 上焦 C. 中焦
D. 下焦 E. 卫阳

11. 具有“主肃降”生理功能的脏是
A. 心 B. 肝 C. 脾
D. 肺 E. 肾

12. 以下哪项不属于肺的肃降功能
A. 水液的向下输送 B. 排出体内的浊气
C. 吸入自然界清气 D. 津液的向下布散
E. 清除呼吸道异物

13. 脾的生理功能主要是
A. 运化水谷 B. 宣发肃降
C. 生成气血 D. 生成津液
E. 通调水道

14. 四肢肌肉的壮实主要取决于
A. 心主血脉 B. 肾主骨
C. 脾主运化 D. 肺主气
E. 肝主筋

15. 脾为气血生化之源，主要的理论依据是
A. 脾主统血 B. 脾主升清
C. 脾运化水湿 D. 脾主运化
E. 脾主肌肉、四肢

16. 通行水液的三焦，同时通行
A. 气血 B. 精气 C. 元气
D. 阴气 E. 阳气

17. 当人安静休息时，血液主要归于
A. 心 B. 脾 C. 肝
D. 肺 E. 肾

18. 肝的生理功能是
A. 主血脉 B. 主统血 C. 主藏血
D. 主运化 E. 主纳气

19. 机体生理功能失调与情志抑郁关系最密切的是
A. 心神失养 B. 肺气不足
C. 肝失疏泄 D. 肝火上炎
E. 髓海空虚

20. 肝开窍于
A. 目 B. 耳 C. 口
D. 鼻 E. 舌

21. 人牙齿松动，过早脱落的根本原因在于
A. 肾阳虚衰 B. 肾气不固

C. 肾的气化功能减弱 D. 肾精亏损

E. 肾阴亏虚

22. 肾为气之根与肾的哪一项功能有关

A. 主水 B. 藏精 C. 主纳气

D. 化生气血 E. 温煦全身

23. 被称为“将军之官”的脏腑是

A. 肺 B. 脾 C. 肾

D. 肝 E. 心

24. 与胃相表里的脏是

A. 心 B. 肝 C. 脾

D. 肺 E. 肾

25. 既属六腑又属奇恒之腑的是

A. 胆 B. 胃 C. 小肠

D. 大肠 E. 膀胱

26. 具有泌别清浊功能的腑是

A. 胃 B. 小肠 C. 大肠

D. 胆 E. 膀胱

27. 膀胱贮藏、排泄尿液的功能是依靠

A. 膀胱的气化 B. 肾的气化

C. 肾与膀胱的气化 D. 三焦的气化

E. 膀胱与三焦的气化

28. 上焦的生理特点是

A. 如雾 B. 如渎 C. 如沤

D. 如露 E. 如羽

29. 奇恒之腑不包括

A. 胆 B. 女子胞 C. 三焦

D. 脉 E. 脑

30. 与脾互为表里的是

A. 胃 B. 三焦 C. 小肠

D. 胆 E. 大肠

31. 中医学中，狭义的精是指

A. 血 B. 津液

C. 一切精微物质 D. 生殖之精

E. 气

32. 宗气聚积于

A. 心 B. 胸中 C. 气道

D. 肺 E. 脉络

（牛继红）

第3章
经络与腧穴

经络和腧穴是中医理论体系中的重要组成部分，是针灸、推拿等中医各种技术的理论基础，对指导中医临床各科病证的治疗和护理具有重要的意义。

第1节 经　　络

一、经络的概念

经络学说，是古人在长期的医疗实践中，在砭刺、推拿、导引、气功等方面积累的经验，并结合当时的解剖知识，逐步上升为理论形成的。经络学说阐述人体经络系统的循行分布、生理功能、病理变化及其与脏腑和体表的相互关系。

经络，是经脉和络脉的总称，是人体运行气血、联络脏腑、沟通内外、贯穿上下的通路。经，路径之义，经脉是经络系统中纵行的主干，有一定的循行路径；络，网络之义，络脉是经脉别出的分支，纵横交错，网络全身。经络内属于脏腑，外络于肢节，相互贯通，把人体的各脏腑、形体、官窍联结成一个有机的整体。

考点 经络的概念

二、经络系统的组成

经络系统由经脉、络脉及其连属部分所组成（图3-1）。

三、经络的生理功能

经络的生理功能主要表现在以下四个方面。

1. 联络脏腑，沟通内外　《灵枢·海论》载“夫十二经脉者，内属于腑脏，外络于肢节”。经络纵横交错，入里出表，通达上下，将人体的五脏六腑、四肢百骸、五官九窍等联结成一个整体，从而使全身各组织器官保持协调和统一，以共同完成人体的功能活动。

2. 运行气血，营养全身　气血的运行以经络为通道，气血是人体生命活动的基本物质，而输布全身，使人体得以营养，从而完成正常的生理活动。

3. 抗御外邪，保卫机体　人体之气通过经络散布于全身，当外邪侵犯人体时，其与外邪抗争，驱邪外出。这种通过经络抗御病邪、保卫机体的功能，使机体不易受到外邪侵犯。

4. 传导感应，调和阴阳　经络系统能够将所受刺激的感应传导至内脏；内脏的生理功能和病理变化，也可通过经络反应于体表。如针刺中的“得气”现象，经络的传导作用可对机体有良好的调节作用，使人体的功能活动保持相对平衡。

- 经络系统
  - 经脉
    - 十二经脉（作为气血运行的通道，与脏腑直接络属）
      - 手三阴经
        - 手太阴肺经
        - 手厥阴心包经
        - 手少阴心经
      - 手三阳经
        - 手阳明大肠经
        - 手少阳三焦经
        - 手太阳小肠经
      - 足三阴经
        - 足太阴脾经
        - 足少阴肾经
        - 足厥阴肝经
      - 足三阳经
        - 足阳明胃经
        - 足太阳膀胱经
        - 足少阳胆经
    - 奇经八脉——包括任脉、督脉、冲脉、带脉、阴跷脉、阳跷脉、阴维脉、阳维脉
    - 十二经别——由十二经脉别出，有加强十二经脉中表里两经之间联系的作用
  - 络脉
    - 别络——十二经脉及任督二脉各有一别络，加脾之大络，共十五支，有加强十二经脉表里两经在体表的联系和灌输气血的作用
    - 浮络——浮行于浅表部位的络脉
    - 孙络——最细小的络脉
  - 连属部分
    - 十二经筋：将十二经脉之气结、聚、散、络于筋肉、关节的体系，有连缀四肢百骸，主司关节运动的作用
    - 十二皮部：十二经脉的功能活动反应于体表的部位

图 3-1　经络系统的组成

考点 经络的生理功能

四、十二经脉

十二经脉，又名十二正经，为十二脏腑所属络的经脉，是经络系统的主体，多循行于人体上肢或下肢的内侧或外侧，内、外侧各有三条经脉，每一条经脉分别属于一脏或一腑，络于一腑或一脏。

1. 十二经脉的命名　是以手足、阴阳、脏腑三个方面而定，即根据经脉所属的脏腑、所在四肢循行部位和阴阳属性命名。循行于上肢的经脉为手经，循行于下肢的经脉为足经；循行于四肢内侧的经脉为阴经，属脏络腑；循行于四肢外侧的经脉为阳经，属腑络脏；循行于四肢内侧前、中、后的三条经脉分别为太阴、厥阴、少阴，循行于四肢外侧前、中、后的三条经脉分别为阳明、少阳、太阳（表 3-1）。如属于心的经脉循行于上肢内侧后缘，名为手少阴心经。

表 3-1　十二经脉的名称分类

部位		内侧（阴经，属脏络腑）	外侧（阳经，属腑络脏）
上肢	前缘	手太阴肺经	手阳明大肠经
	中线	手厥阴心包经	手少阳三焦经
	后缘	手少阴心经	手太阳小肠经

续表

部位		内侧（阴经，属脏络腑）	外侧（阳经，属腑络脏）
下肢	前缘	足太阴脾经	足阳明胃经
	中线	足厥阴肝经	足少阳胆经
	后缘	足少阴肾经	足太阳膀胱经

注：小腿下半部和足背部，肝经在前缘，脾经在中线，至内踝上8寸处交叉后，脾经在前缘，肝经在中线。

2. 十二经脉的走向与交接、分布规律

（1）走向和交接规律：十二经脉的循行有一定的特点，其走向与交接是有一定规律的。即手三阴经，从胸走手，在手指端交手三阳经；手三阳经，从手走头，在头面部交足三阳经；足三阳经，从头走足，在足趾端交足三阴经；足三阴经，从足走腹抵胸，在胸部交手三阴经（图3-2）。

十二经脉中互为表里的阴经与阳经在四肢末端交接；同名的手足阳经在头面部交接；手足阴经在胸部交接。

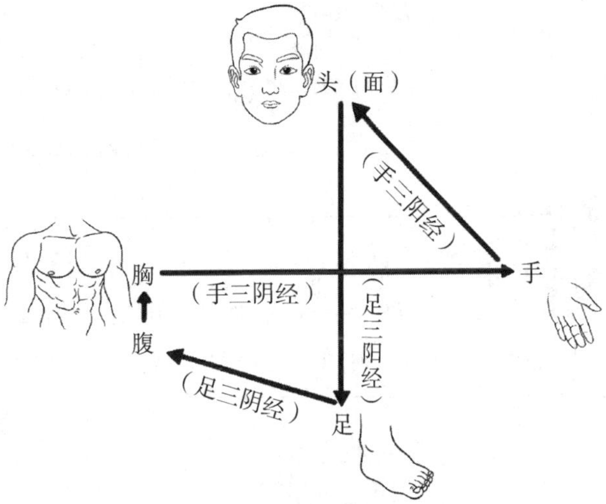

图3-2 十二经脉走向与交接规律

考点 十二经脉的走向和交接规律

（2）分布规律：十二经脉对称地分布于人体的两侧，六条阳经分布于四肢外侧和头面、躯干；六条阴经分布于四肢内侧和胸腹。其在人体各部的分布如下。

1）四肢部：阳经行于四肢的外侧面，阳明在前、少阳居中、太阳在后；阴经行于四肢的内侧面，太阴在前、厥阴居中、少阴在后（表3-1）。而足三阴经在内踝上8寸以下则是厥阴在前、太阴在中、少阴在后。

2）头面部：阳经分布在头面部，其规律是阳明行于面部、额部，太阳行于面颊、头顶及头项部，少阳行于头侧部。

3）躯干部：手三阳经行于肩胛部；手三阴经都从腋下走出；足三阳经在躯干部，足阳明经行于前，足太阳经行于后，足少阳经行于侧面；足三阴经都行于腹胸部。

3. 十二经脉的表里属络关系　十二经脉中，阳经属腑主表，络于脏；阴经属脏主里，络于腑。相为表里的阴阳两经，分别行于四肢内、外侧的相对位置，并在手端或足端相交接，形成了脏腑的阴阳表里属络关系（表3-2）。既加强了一阴一阳两条经脉的联系，又使一脏一腑在生理功能上相互配合，在病理上相互影响。

表3-2 十二经脉表里属络关系

阳经为表，属腑络脏	手阳明大肠经	手少阳三焦经	手太阳小肠经	足阳明胃经	足少阳胆经	足太阳膀胱经
阴经为里，属脏络腑	手太阴肺经	手厥阴心包经	手少阴心经	足太阴脾经	足厥阴肝经	足少阴肾经

4. 十二经脉的流注次序　十二经脉中的气血是周而复始、循环流注的，如环无端。从手太阴肺经开始，依次传至足厥阴肝经，再由肝经传至手太阴肺经，流注不已，使气血周流全身（图 3-3）。

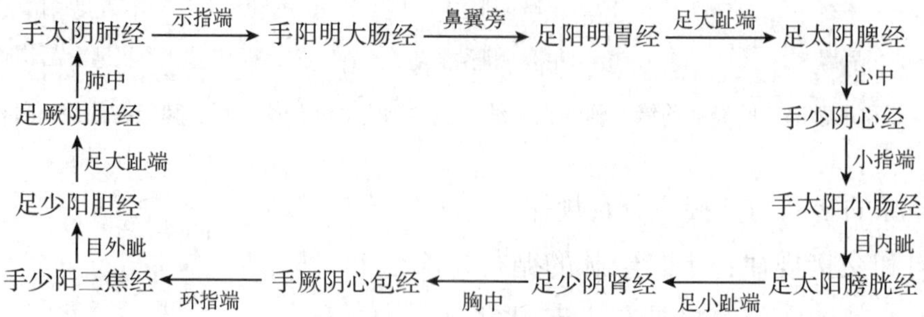

图 3-3　十二经脉流注次序（周而复始，如环无端）

链接

拍打经络保健法

拍打肺经：手臂内侧肺经所过的部位，从手腕内侧往肘窝方向拍打，每次拍打肺经 100 ～ 200 下，可以防治肺部疾病，并且能增强心脏和肺脏功能。

5. 十二经脉的循行路线

（1）手太阴肺经：起于中焦，下络大肠，回绕胃口，过膈，属肺。从肺系横行出来，沿上臂内侧前缘下行，经肘窝入寸口，沿鱼际边缘，出拇指桡侧端。支脉从手腕后分出，走向示指桡侧端，与手阳明大肠经相接（图 3-4）。

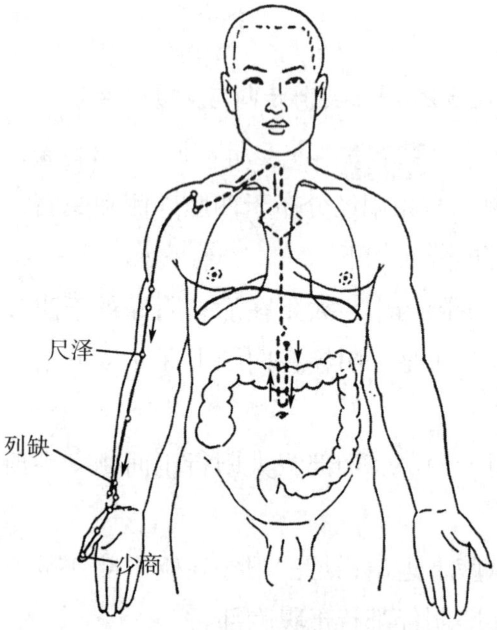

图 3-4　手太阴肺经

（2）手阳明大肠经：起于示指末端，沿示指桡侧上行入两筋间凹陷处，再沿上臂外侧前缘，上走肩端，沿肩峰前缘上出于颈椎，再向下入缺盆，络肺，通膈，属大肠。支脉从锁骨上窝上走颈部，过面颊，入下齿龈，回绕至上唇，交叉于人中，左脉向右，右脉向左，分布在鼻孔两侧，与足阳明胃经相接（图 3-5）。

（3）足阳明胃经：起于鼻旁，上行到鼻根，向下沿鼻外侧进入上齿龈内，回出环绕口唇，入下唇交会于承浆穴，向后沿下颌大迎处，再沿下颌角上行耳前，沿发际，到达前额。支脉从下颌前下走人迎，沿喉咙，入缺盆，过膈，属胃络脾。直行者从缺盆经乳中，向下夹脐旁，进入少腹两侧气冲。又一支脉从胃口分出，沿腹内下行，至气冲会合。由此经髀关下行至膝盖，再沿胫骨外侧前缘下行，经足背到第 2 足趾外侧端；又一支脉从膝下 3 寸处分出，下行至中趾外侧端；又一支脉从足背分出，进入足大趾内侧端，与足太阴脾经相接（图 3-6）。

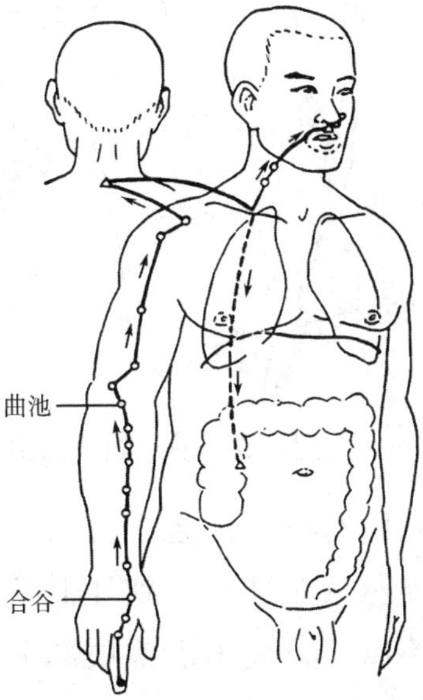

图 3-5　手阳明大肠经

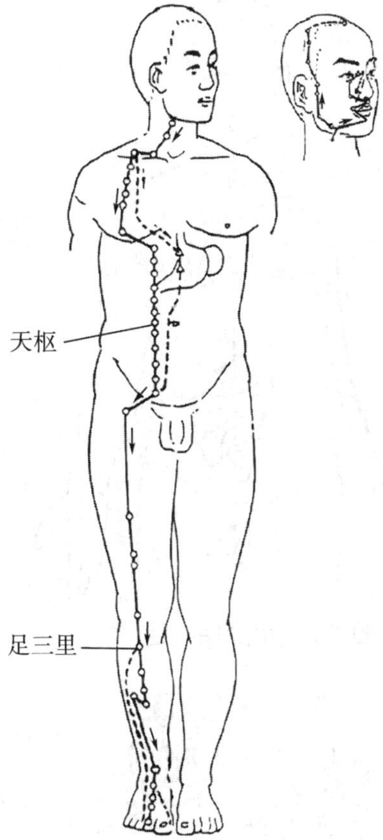

图 3-6　足阳明胃经

（4）足太阴脾经：起于足大趾内侧端，沿赤白肉际，经第 1 跖趾关节向上行至内踝前，上行小腿内侧，至内踝尖上 8 寸处，交出足厥阴经前，经膝股内侧前缘，入腹部，属脾络胃，过横膈，上行夹咽旁，连舌根，散舌下。支脉从胃部分出，上行过横膈，注于心中，与手少阴心经相接（图 3-7）。

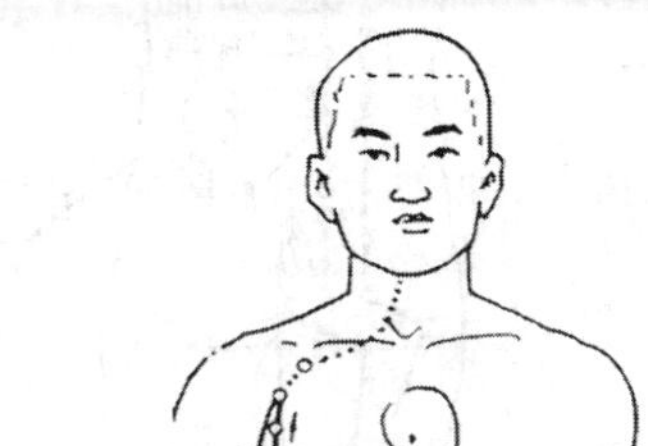

图 3-7　足太阴脾经

（5）手少阴心经：起于心中，出属心系，向下穿过横膈，络小肠。支脉从心系，夹咽喉上行，连系于目系（眼球连系于脑的部位）。直行者从心系，上行于肺部，再向下出于腋窝部，沿上臂内侧后缘，行于手太阴和手厥阴经的后面，至掌后入掌内，沿小指桡侧至末端，交于手太阳小肠经（图 3-8）。

（6）手太阳小肠经：起于手小指尺侧端，沿手尺侧至腕部，直上沿前臂外侧后缘，经尺骨鹰嘴与肱骨内上髁之间，到达肩关节，绕行肩胛部，交会于大椎，向下进入缺盆部，络心，沿食管过横膈到达胃部，属小肠。支脉从缺盆分出，沿颈部，上达面颊，到目外眦，向后进入耳中。又一支脉从颊部分出，上行目眶下，抵于鼻旁，至目内眦，交于足太阳膀胱经（图 3-9）。

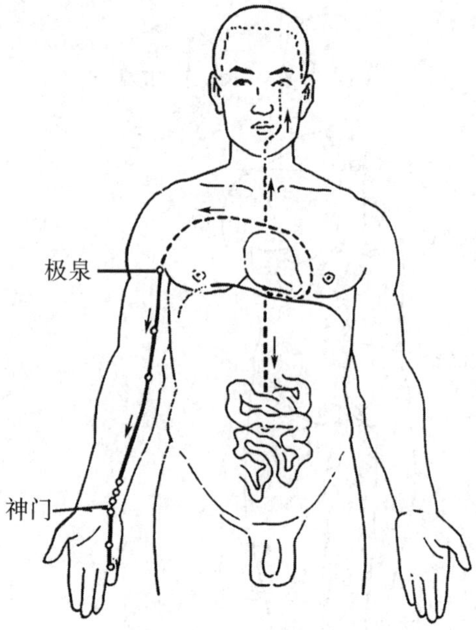

图 3-8 手少阴心经

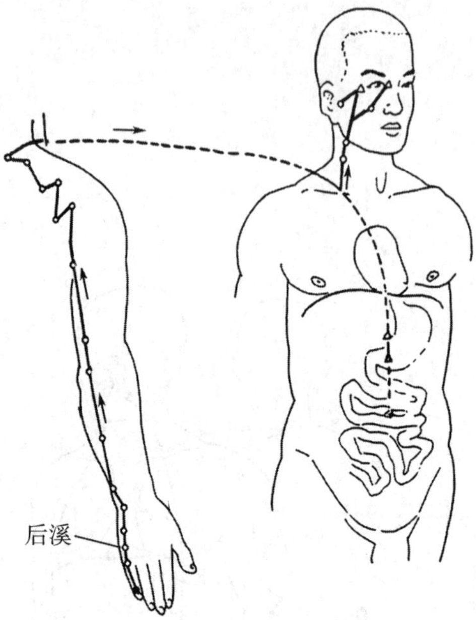

图 3-9 手太阳小肠经

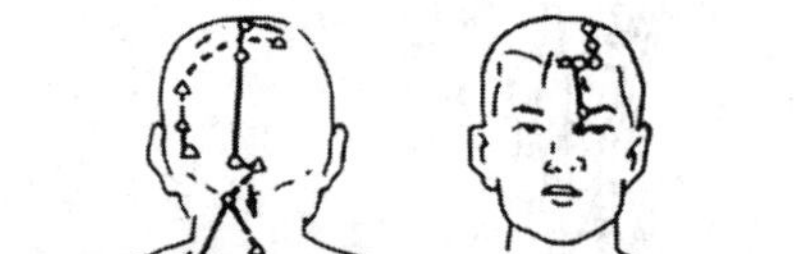

图 3-10 足太阳膀胱经

（7）足太阳膀胱经：起于目内眦，上额，交会于巅顶。支脉从头顶分出到耳上角。直行者从头顶入颅内络脑，再浅出沿枕项部下行，从肩胛内侧脊柱两旁下行到达腰部，进入脊旁肌肉，入内络肾，属膀胱。支脉从腰中分出，向下夹脊旁，通过臀部，进入腘窝中；一支脉从项部分出下行，经肩胛骨内缘直下，经过臀部下行，沿大腿外侧后缘下行，会合于腘窝内，向下出外踝的后方，沿第 5 跖骨粗隆，至小趾的外侧端与足少阴经相接（图 3-10）。

（8）足少阴肾经：起于足小趾下，斜走足心，行舟骨粗隆下，经内踝的后方，向下进入足跟中，沿小腿内侧上行，经腘窝内侧，沿大腿内侧后缘上行，贯脊柱，属肾，络膀胱。直行者从肾向上经过肝和膈肌，进入肺，沿喉咙，夹舌根旁。支脉从肺分出，络心，流注于胸中与手厥阴心包经相接（图 3-11）。

（9）手厥阴心包经：起于胸中，出属心包络，向下经过横膈自胸至腹依次络上、中、下三焦。支脉从胸部向外侧循行，至腋下 3 寸处，再向上抵达腋部，沿上臂内侧下行于手太阴、手少阴经之间，进入肘中，再向下到前臂，沿两筋之间，进入掌中，循行至中指的末端。支脉从掌中分出，沿无名指到指端与手少阳三焦经相接（图 3-12）。

（10）手少阳三焦经：起于无名指尺侧末端，向上沿无名指至手腕背部，上达前臂外侧桡骨和尺骨之间，过肘尖，沿上臂外侧上行至肩部，向前进入缺盆，分布于膻中，络心包，向下过膈，依次属上、中、下三焦。支脉从膻中向上入缺盆部，循项上行，沿耳后直上出于

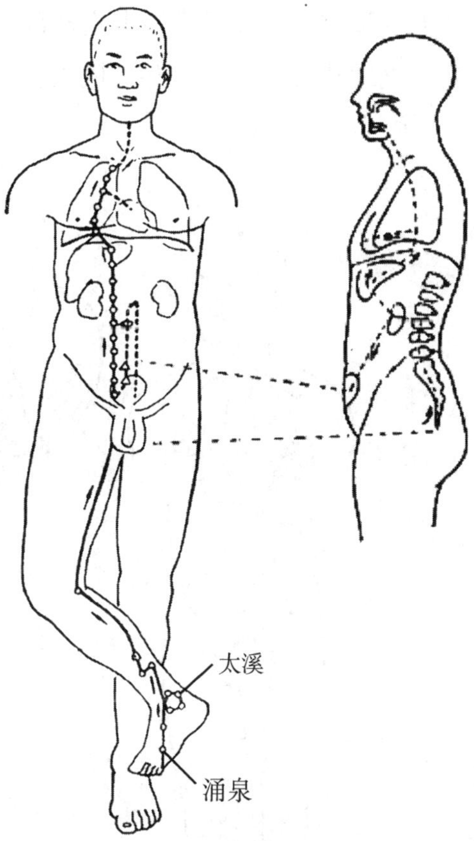

图 3-11　足少阴肾经

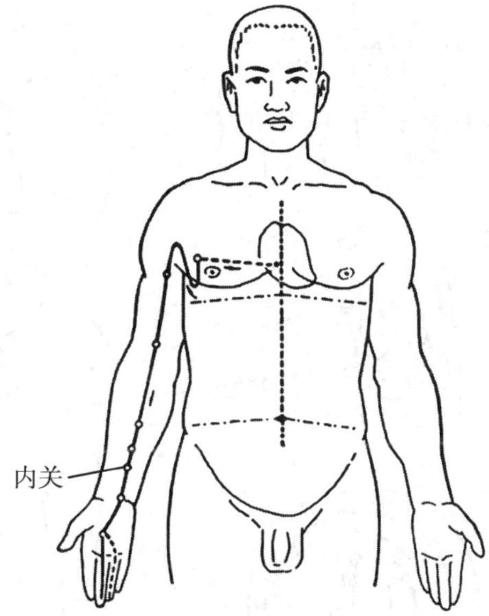

图 3-12　手厥阴心包经

耳上方，再下行至面颊，达目眶下。又一支脉从耳后分出，入耳中，再浅出经面颊到目外眦与足少阳胆经相接（图 3-13）。

（11）足少阳胆经：起于目外眦，上行额角部，下行至耳后，再折向上行，经额部至眉上，又向后折至风池穴，沿颈项部至肩上，左右交会于大椎穴，分开并行，入缺盆。支脉从耳后进入耳中，出走耳前到目外眦后方。又一支脉从目外眦下走大迎，会合于手少阳经到达目眶下，行经颊车，由颈部下行，与前脉在缺盆部会合，向下进入胸中，穿过横膈，络肝，属胆，沿胁里浅出气冲，绕毛际横行入髋关节部。直行者从缺盆下行，经腋部、侧胸部、胁肋部，再下行与前脉会于髋关节部，再向下沿着大腿外侧、膝外缘下行经腓骨之前，至外踝前，进入第 4 趾外侧。又一支脉从足背上分出，前行出足大趾外侧端，折回穿过爪甲，分布于足大趾爪甲后丛毛处与足厥阴经相接（图 3-14）。

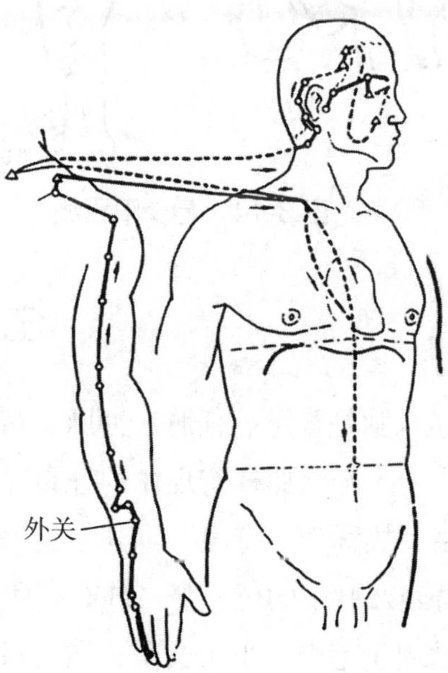

图 3-13　手少阳三焦经

（12）足厥阴肝经：起于足大趾爪甲丛毛处，经内踝前上行，至内踝上 8 寸处交于足太阴经之后，沿大腿内侧，上入阴毛中，环绕阴器；再上行抵达小腹，夹胃，属肝，络胆；上行通过横膈，分布于胁肋部；继续上行经喉咙之后，上入鼻咽部，连目系，上出额部，与督脉会合于巅顶。支脉从目系下循面颊，环绕唇内。又一支脉从肝部分出，穿过横膈，向上注入肺与手太阴肺经相接（图 3-15）。

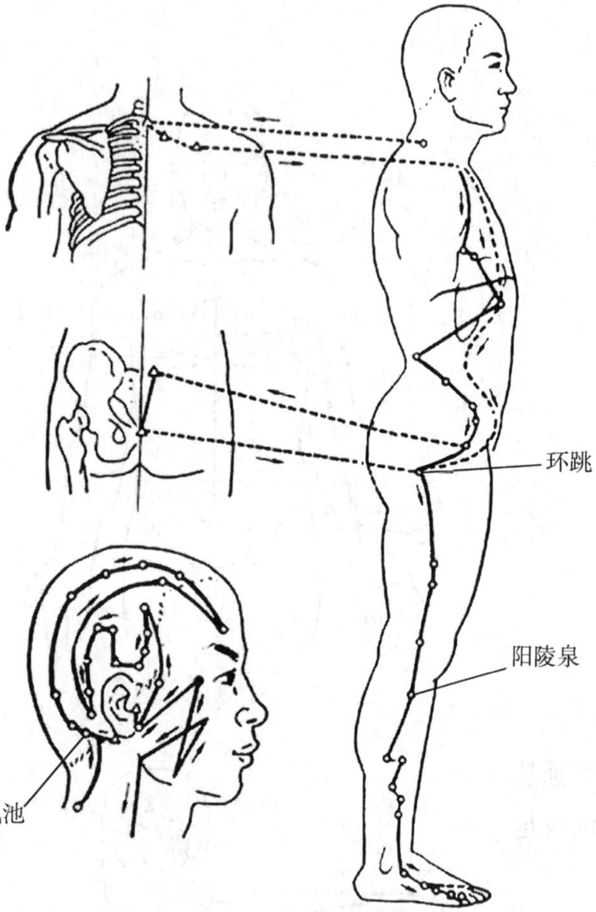

图 3-14　足少阳胆经

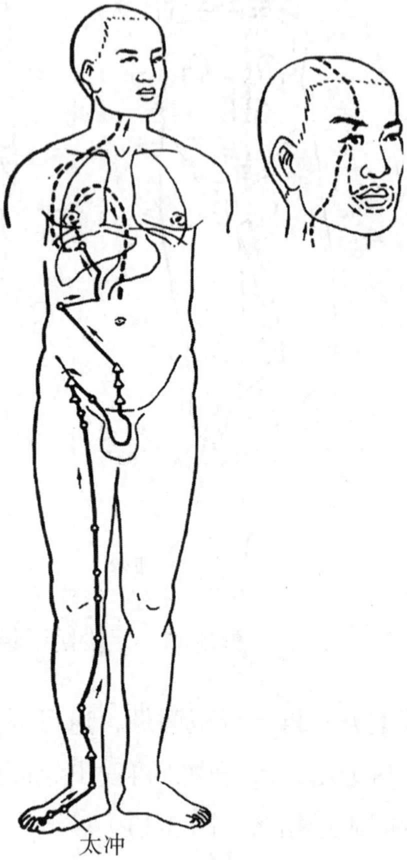

图 3-15　足厥阴肝经

五、奇经八脉

奇经八脉是督脉、任脉、冲脉、带脉、阴跷脉、阳跷脉、阴维脉、阳维脉的总称。奇经八脉不像十二经脉那样有规律的分布，而是纵横交错于十二经脉之间，既不络属脏腑，也无表里关系，故称为“奇经”。其主要生理功能是加强十二经脉之间的联系，调节十二经脉的气血。奇经八脉中的任、督二脉有其所属腧穴，故常与十二经脉合称“十四正经”。

督脉起于胞中，下出会阴，向后行于脊柱内，上行巅顶，止于上唇系带处，具有总督一身之阳经，调节阳经气血的作用，故称为“阳脉之海”；任脉起于胞中，下出会阴，向前行于胸腹部正中，上行环绕口唇，入目眶下，具有总任一身阴经的作用，故称为“阴脉之海”；冲脉起于胞中，与足少阴肾经相并上行，具有调节十二经气血的作用，又与足阳明、足少阴等有联系，故称为“十二经脉之海”，亦称“血海”；督、任、冲三脉均起于胞中，同出会阴，故称“一源三歧”。

带脉起于胁下，绕身一周，犹如束带，能约束纵行诸脉，故有“诸脉皆属于带”之说。

第 2 节　腧　　穴

腧穴，又称“穴位”“气穴”等，是人体脏腑经络之气输注于体表的特殊部位。腧，有转输、输注之义；穴，指凹陷、孔隙，是经气所居之处。人体的腧穴，通过经络与体内脏腑组织器官有一定的内在联系，既是疾病的反应点，也是针灸、推拿等的施术部位。刺激腧穴能疏通经脉、调理气血，达到防治疾病的目的。

考点 腧穴的概念

一、腧穴的分类

人体的腧穴一般可分为十四经穴、经外奇穴、阿是穴三类。

1. 十四经穴　简称“经穴”，指分布在十二经脉和任、督二脉上的腧穴。它们有固定的位置和专用名称，是腧穴的主要部分。

2. 经外奇穴　简称“奇穴”，指既有明确位置，又有一定的名称，但未列入十四经穴系统的腧穴。

3. 阿是穴　又称“天应穴”“不定穴”，指既无固定位置，又无具体名称，是“以痛为腧”，以压痛点或其他反应点作为针灸施术的部位。

考点 腧穴的分类

二、腧穴的主治作用

腧穴的主治作用主要体现在以下三个方面。

1. 近治作用　腧穴具有治疗该穴所在部位局部和邻近组织、器官病证的作用。如睛明、攒竹、阳白等穴能治疗眼病和前额头痛；听宫、听会等能治疗耳病。

2. 远治作用　十二正经某些腧穴不仅能够治疗局部病证，还能治疗本经循行所及的远端部位的脏腑、组织、器官的病证，尤其是上肢肘关节和下肢膝关节以下的穴位。如足三里穴不但能治下肢病证，而且能治胃肠病证。

链接

四　总　穴

四总穴是我国古代针灸医师临床经验的结晶，在实践中具有良好的治疗效果，是远治作用的典范。四总穴歌诀：“肚腹三里留，腰背委中求，头项寻列缺，面口合谷收”。

3. 特殊作用　某些腧穴具有特殊的治疗作用，或对机体的不同病理状态起着双向良性调节作用。如大椎退热；至阴矫正胎位；天枢，大便秘结时刺之能通便，大便稀溏时刺之能止泻。

考点 腧穴的主治作用

三、腧穴的定位方法

现代临床常用的腧穴定位与取穴方法主要有体表解剖标志定位法、骨度折量定位法、指寸定位法和简便取穴法四种。

（一）体表解剖标志定位法

体表解剖标志定位法，亦称“自然标志定位法”，是以人体解剖学的各种体表标志为依据来确定腧穴位置的方法，分为固定标志和活动标志两种。

1. 固定标志　是指不受人体活动的影响，固定不移的标志。以骨节和肌肉所形成的突起或凹陷、五官、发际、指（趾）甲、乳头、脐窝等部位为定穴标志。如两乳头连线中点取膻中等。

2. 活动标志　是指采取相应的活动姿势才能出现的标志，主要是关节、肌肉、肌腱、皮肤随活动而出现的空隙、凹陷、皱纹、尖端等。如张口取听宫等。

（二）骨度折量定位法

骨度折量定位法，又称“骨度分寸定位法”，是以体表骨节为主要标志的腧穴定位法，即将设定的骨节两端之间的长度折成一定的等份，每一等份为一寸。无论男女老幼、高矮胖瘦，均可以此定位法为取穴依据（图 3-16、表 3-3）。

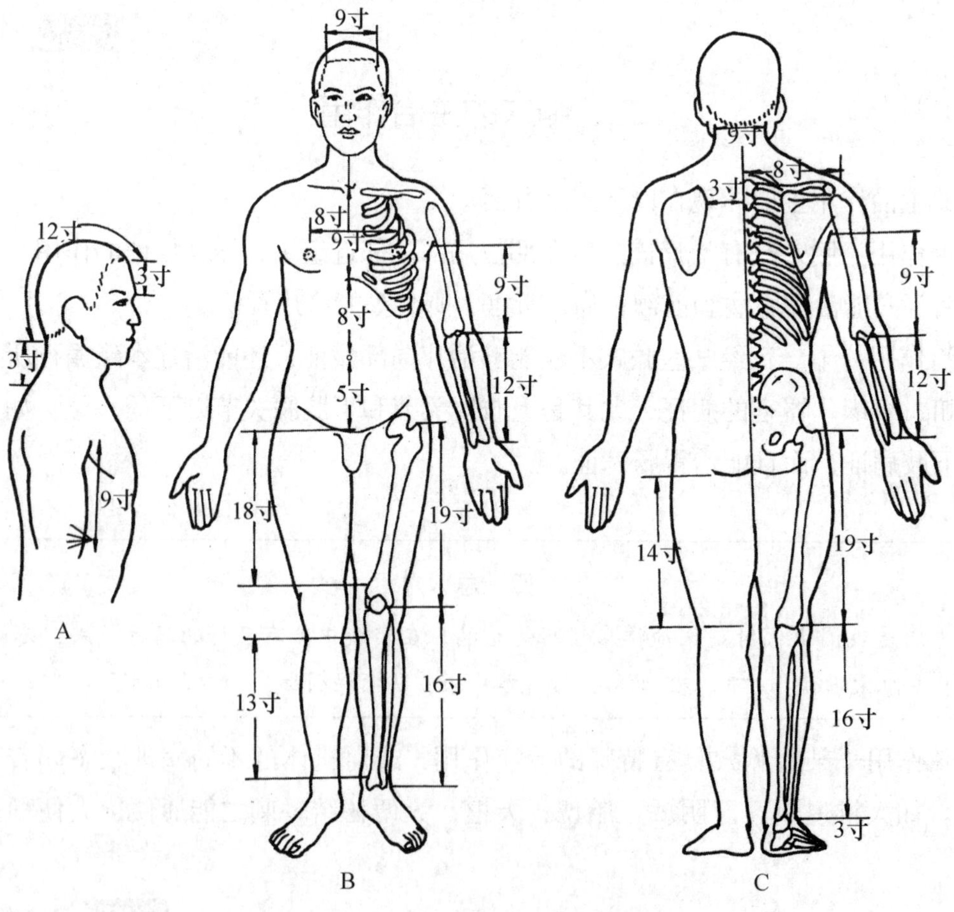

图 3-16　常用骨度分寸示意图

A. 骨度分寸（头部及上肢）；B. 骨度分寸（正面）；C. 骨度分寸（背面）

表 3-3　常用骨度分寸简表

部位	起止点	折量（寸）	度量法	说明
头面部	前发际至后发际	12	直	用于确认头部经穴的纵向距离
	前额两发角之间	9	横	用于确定头前部经穴的横向距离
	耳后两乳突之间	9	横	用于确定头后部经穴的横向距离
胸腹部	胸剑联合中点至脐中	8	直	用于确定上腹部经穴的纵向距离
	脐中至耻骨联合上缘	5	直	用于确定下腹部经穴的纵向距离
	两乳头之间	8	横	用于确定胸腹部经穴的横向距离
腰背部	肩胛内缘至后正中线	3	横	用于确定腰背部经穴的横向距离
上肢部	腋前皱襞至肘横纹	9	直	用于确定上臂部经穴的纵向距离
	肘横纹至腕横纹	12	直	用于确定前臂经穴的纵向距离
下肢部	耻骨联合上缘至股骨内上髁上缘	18	直	用于确定下肢内侧经穴的纵向距离
	膝中至外踝尖	16	直	用于足三阳经腧穴的量取

（三）指寸定位法

指寸定位法，亦称“手指同身寸定位法”，是以患者本人的手指为标准，来量取腧穴的定位方法。如果患者的手指长宽与医者手指长宽相当，可用医者的手指来量取。常用的有三种（图 3-17）。

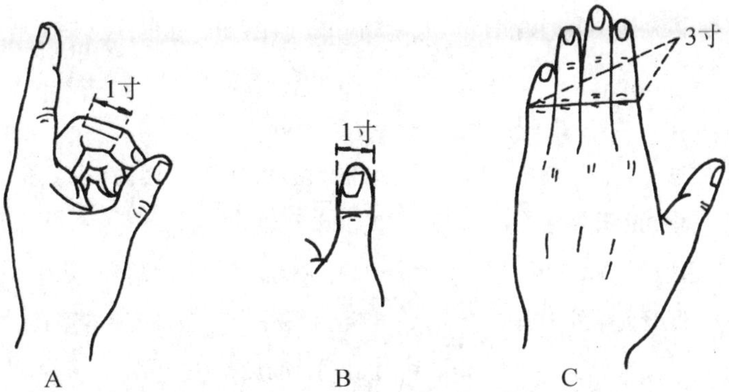

图 3-17　手指同身寸

A. 中指同身寸；B. 拇指同身寸；C. 横指同身寸

1. 中指同身寸　以患者的中指中节屈曲时桡侧两端纹头之间距离作为 1 寸。

2. 拇指同身寸　以患者拇指的指间关节宽度作为 1 寸。

3. 横指同身寸　又称“一夫法”，患者第 2～5 指并拢，以中指中节横纹为准，四指的宽度为 3 寸。

（四）简便取穴法

临床上常运用简便易行的取穴方法。如患者立正姿势垂手，中指指端所对之处为风市；两手虎口自然平直交叉，在示指尖端为列缺。

考点 腧穴的定位方法

四、常用腧穴

（一）十四经常用腧穴（表3–4）

表3-4　十四经常用腧穴简表

经脉名称	穴位	定位	主治	操作及注意事项
手太阴肺经	尺泽	肘区，肘横纹上，肱二头肌腱桡侧缘凹陷处	①咳嗽、气喘、咯血、咽喉肿痛；②肘臂挛痛；③急性吐泻、中暑、小儿惊风	直刺0.8～1.2寸，或点刺出血
	列缺	在前臂，腕掌侧远端横纹上1.5寸，拇短伸肌腱与拇长展肌腱之间，拇长展肌腱沟的凹陷中	①咳嗽、气喘、咽喉肿痛；②偏正头痛、齿痛、项强痛、口眼㖞斜；③手腕痛	向上斜刺0.5～0.8寸
	少商	在手指，拇指末节桡侧，指甲根角侧上方0.1寸	①咽喉肿痛、鼻衄、高热；②昏迷、癫狂	浅刺0.1寸，或点刺出血
手阳明大肠经	合谷	在手背，第2掌骨桡侧的中点处	①头痛、目赤肿痛、齿痛、鼻衄、口眼㖞斜、耳聋；②发热恶寒；③热病无汗或多汗；④痛经、经闭、滞产；⑤各种痛证	直刺0.5～1寸。孕妇不宜针
	曲池	在肘区，尺泽与肱骨外上髁连线中点凹陷处	①手臂痹痛，上肢不遂；②热病；③眩晕；④腹痛、吐泻；⑤咽喉肿痛、齿痛、目赤肿痛；⑥瘾疹、湿疹；⑦癫狂	直刺1～1.5寸
足阳明胃经	天枢	在腹部，横平脐中，前正中线旁开2寸	①腹痛、腹胀、便秘、腹泻、痢疾；②月经不调、痛经	直刺1～1.5寸
	足三里	在小腿外侧，犊鼻下3寸，胫骨前嵴外1横指处	①胃痛、呕吐、噎膈、腹胀、腹泻、痢疾、便秘；②下肢痿痹；③癫狂；④乳痈、肠痈；⑤虚劳诸证，为强壮保健的要穴	直刺1～2寸
足太阴脾经	三阴交	在小腿内侧，足内踝尖上3寸，胫骨内侧缘后际	①腹胀、腹泻；②月经不调、带下、阴挺、不孕、滞产；③遗精、阳痿、遗尿；④心悸、失眠；⑤下肢痿痹；⑥阴虚诸证	直刺1～1.5寸。孕妇不宜针
手少阴心经	极泉	在腋区，腋窝中央，腋动脉搏动处	①心痛、心悸；②肩臂疼痛、胁肋疼痛；③腋臭；④上肢痿痹	避开腋动脉，直刺或斜刺0.3～0.5寸
	神门	在腕前区，腕掌侧远端横纹尺侧端，尺侧腕屈肌腱的桡侧缘	①心痛、心烦、惊悸、怔忡、健忘、失眠、痴呆、癫狂痫；②高血压；③胸胁痛	直刺0.3～0.5寸
手太阳小肠经	后溪	在手内侧，第5掌指关节尺侧近端赤白肉际凹陷中	①头项强痛、腰背痛、手指及肘臂挛痛；②耳聋、目赤；③癫狂痫；④疟疾	直刺0.5～1寸

续表

经脉名称	穴位	定位	主治	操作及注意事项
足太阳膀胱经	肺俞	在脊柱区，第 3 胸椎棘突下，后正中线旁开 1.5 寸	①咳嗽、气喘、咯血；②骨蒸潮热、盗汗；③瘙痒、瘾疹	斜刺 0.5 ～ 0.8 寸。不宜直刺、深刺
	心俞	在脊柱区，第 5 胸椎棘突下，后正中线旁开 1.5 寸	①心痛、惊悸、失眠、健忘、癫痫；②咳嗽、咯血；③盗汗、遗精	斜刺 0.5 ～ 0.8 寸。不宜直刺、深刺
	肝俞	在脊柱区，第 9 胸椎棘突下，后正中线旁开 1.5 寸	①胁痛、黄疸；②目赤、目视不明、目眩、夜盲、迎风流泪；③癫狂痫；④脊背痛	斜刺 0.5 ～ 0.8 寸。不宜直刺、深刺
	脾俞	在脊柱区，第 11 胸椎棘突下，后正中线旁开 1.5 寸	①腹胀、纳呆、呕吐、腹泻、痢疾、便血、水肿；②多食善饥、身体消瘦；③背痛	斜刺 0.5 ～ 0.8 寸。不宜直刺、深刺
	肾俞	在脊柱区，第 2 腰椎棘突下，后正中线旁开 1.5 寸	①头晕、耳鸣、耳聋、腰酸痛；②遗尿、遗精、阳痿、早泄、不育；③月经不调、带下、不孕；④消渴	直刺 0.5 ～ 1 寸
	委中	在膝后区，腘横纹中点	①腰背痛、下肢痿痹；②腹痛、急性吐泻；③瘾疹；④小便不利、遗尿	直刺 1 ～ 1.5 寸，或用三棱针点刺腘静脉出血
足少阴肾经	涌泉	在足底，屈足卷趾时足心最凹陷中；约当足底第二、三趾蹼缘与足跟连线的前 1/3 与后 2/3 交点凹陷中	①昏厥、中暑、小儿惊风、癫狂痫；②头痛、头晕、目眩、失眠；③咯血、咽喉肿痛、喉痹、失音；④大便难、小便不利；⑤足心热	直刺 0.5 ～ 1 寸，针刺时要防止刺伤足底动脉弓
	太溪	在足踝区，内踝尖与跟腱之间凹陷中	①头痛、目眩、失眠、健忘、遗精、阳痿；②咽喉肿痛、耳鸣、耳聋；③咳嗽、咯血、胸痛；④消渴；⑤月经不调；⑥腰痛、下肢厥冷等	直刺 0.5 ～ 1 寸
手厥阴心包经	内关	在前臂前区，腕掌侧远端横纹上 2 寸，掌长肌腱与桡侧腕屈肌腱之间	①心痛、胸闷、心动过速或过缓；②胃痛、呕吐、呃逆；③中风、偏瘫、眩晕、偏头痛；④失眠、郁证、癫狂痫；⑤肘、臂、腕挛痛	直刺 0.5 ～ 1 寸
手少阳三焦经	外关	在前臂后区，腕背侧远端横纹上 2 寸，尺骨与桡骨间隙中点	①热病；②头痛、目赤肿痛、耳鸣、耳聋；③瘰疬；④胁肋痛；⑤上肢痿痹不遂	直刺 0.5 ～ 1 寸
足少阳胆经	风池	在颈后区，枕骨之下，胸锁乳突肌上端与斜方肌上端之间的凹陷中	①中风、癫痫、头痛、眩晕、耳鸣、耳聋；②感冒、鼻塞、目赤肿痛、口眼㖞斜；③颈项强痛	针尖微下，向鼻尖斜刺 0.8 ～ 1.2 寸；或平刺透风府穴。深部中间为延髓，必须严格掌握针刺的角度与深度

续表

经脉名称	穴位	定位	主治	操作及注意事项
足少阳胆经	环跳	在臀区，股骨大转子最凸点与骶管裂孔连线的外1/3与内2/3交点处	腰胯疼痛、下肢痿痹、半身不遂	直刺2～3寸
	阳陵泉	在小腿外侧，腓骨头前下方凹陷中	①黄疸、胁痛、口苦、呕吐、吞酸；②膝肿痛、下肢痿痹及麻木；③小儿惊风；④肩痛	直刺1～1.5寸
足厥阴肝经	太冲	在足背，第1、2跖骨间，跖骨底结合部前方凹陷中	①中风、癫狂痫、小儿惊风、头痛、眩晕、耳鸣、目赤肿痛、咽痛；②月经不调、痛经、经闭、崩漏、带下、滞产；③黄疸、胁痛、口苦、腹胀、呕逆；④癃闭、遗尿；⑤下肢痿痹、足跗肿痛	直刺0.5～1寸
督脉	大椎	在脊柱区，第7颈椎棘突下凹陷中，后正中线上	①热病、疟疾、恶寒发热、咳嗽、气喘；②骨蒸潮热；③癫狂痫、小儿惊风；④项强、背痛；⑤风疹、痤疮	向上斜刺0.5～1寸
	百会	在头部，前发际正中直上5寸	①痴呆、中风、失眠、健忘、癫狂痫、癔症、瘛疭；②头痛、眩晕、耳鸣；③脱肛、内脏下垂等	平刺0.5～0.8寸
	水沟	在面部，人中沟的上1/3与中1/3交点处	①昏迷、晕厥、中风、中暑、休克；②癔症、癫狂、痫证、急慢惊风；③鼻塞、鼻衄、面肿、口歪、齿痛、牙关紧闭；④闪挫腰痛	向上斜刺0.3～0.5寸，或指甲掐按
	印堂	在头部，两眉毛内侧端中间的凹陷中	①痴呆、痫证、失眠、健忘；②头痛、眩晕；③鼻衄、鼻渊；④小儿惊风、产后血晕	提捏局部皮肤，平刺0.3～0.5寸；或用三棱针点刺出血
任脉	关元	在下腹部，当脐中下3寸，前正中线上	①中风脱证、虚劳、无力；②少腹疼痛、疝气；③腹泻、痢疾、脱肛；④淋证、尿血、尿闭、尿频；⑤遗精、阳痿、早泄；⑥月经不调、痛经、经闭、崩漏、带下等；⑦保健灸常用穴	直刺1～1.5寸，需排尿后进行针刺；孕妇慎用
	神阙	在腹中部，脐中央	①虚脱、中风脱证；②腹痛、腹胀、腹泻、痢疾、便秘、脱肛；③水肿，小便不利；④保健灸常用穴	一般不针，多用艾条灸或隔盐灸法
	中脘	在上腹部，当脐中上4寸，前正中线上	①胃痛、腹胀、纳呆、呕吐、吞酸、呃逆、小儿疳积；②黄疸；③癫狂等	直刺1～1.5寸

续表

经脉名称	穴位	定位	主治	操作及注意事项
任脉	膻中	在胸部，平第 4 肋间隙，前正中线上	①咳嗽、气喘、胸闷、心痛、噎膈、呃逆；②产后乳少等	平刺 0.3 ～ 0.5 寸

（二）常用经外奇穴（表 3–5）

表 3-5　常用经外奇穴简表

部位	穴位	定位	主治	操作及注意事项
头颈部	四神聪	在头部，百会前后左右各旁开 1 寸，共 4 穴	①头痛、眩晕；②失眠、健忘、癫痫；③目疾	平刺 0.5 ～ 0.8 寸
	太阳	在头部，当眉梢与目外眦之间，向后约 1 横指的凹陷中	①头痛；②目疾；③面瘫	直刺或斜刺 0.3 ～ 0.5 寸；或点刺出血
背部	定喘	在脊柱区，横平第 7 颈椎棘突下，后正中线旁开 0.5 寸	①哮喘、咳嗽；②肩背痛、落枕	直刺 0.5 ～ 0.8 寸
	夹脊	在脊柱区，第 1 胸椎至第 5 腰椎棘突下两侧，后正中线旁开 0.5 寸，一侧 17 穴	适用范围较广，上胸部的穴位治疗心肺、上肢疾病；下胸部的穴位治疗脾胃肝胆疾病；腰部的穴位治疗腰腹及下肢疾病	根据部位的不同直刺 0.3 ～ 1 寸，或用梅花针叩刺
四肢部	四缝	在手指，第 2 ～ 5 指掌面的近侧指间关节横纹的中央，一手 4 穴	①小儿疳积；②百日咳	点刺出血或挤出少许黄色透明黏液
	十宣	在手指，十指尖端，距指甲游离缘 0.1 寸，左右共 10 穴	①昏迷；②癫痫；③高热、咽喉肿痛；④手指麻木	浅刺 0.1 ～ 0.2 寸，或点刺出血
	阑尾	在小腿外侧，髌韧带外侧凹陷下 5 寸，胫骨前嵴外 1 横指	①（急慢性）阑尾炎、消化不良；②下肢痿痹	直刺 1.5 ～ 2 寸

自测题

单项选择题

1. 十二经脉中，相表里的阴经与阳经的交接部位是
   A. 头面部　B. 胸部　C. 腹部
   D. 四肢末端　E. 背部
2. 足厥阴肝经的走向是
   A. 从胸走手　B. 从手走头
   C. 从足走胸腹　D. 从足走头
   E. 从头走足
3. 足阳明胃经循行于
   A. 下肢内侧前缘　B. 下肢外侧前缘
   C. 下肢内侧中线　D. 下肢外侧中线
   E. 上肢内侧中线
4. 经络系统中，与脏腑有直接络属关系的是
   A. 奇经八脉　B. 十二经别
   C. 十五别络　D. 十二经筋
   E. 十二经脉

5. 腧穴可分为

A. 十二经穴、奇穴、阿是穴

B. 十二经穴、奇穴、特定穴

C. 十四经穴、特定穴、络穴

D. 十四经穴、阿是穴、特定穴

E. 十四经穴、阿是穴、奇穴

6. 中指同身寸属于

A. 体表解剖标志定位法

B. 骨度折量定位法

C. 指寸定位法

D. 简便取穴法

E. 活动标志定位法

7. 天枢穴最适宜采用的取穴方法是

A. 体表解剖标志定位法

B. 骨度分寸定位法

C. 手指同身寸定位法

D. 简便取穴法

E. 横指同身寸法

8. 用于昏迷急救的穴位是

A. 水沟　B. 曲池　C. 足三里

D. 关元　E. 大椎

（王玉红）

第 4 章
病因病机

病因学说是研究致病因素及其性质、致病特点和临床表现的系统理论。病机学说是揭示疾病发生、发展与变化、转归的本质特点及其基本规律的学说。

第 1 节　病　　因

病因，又称致病因素，即导致疾病发生的原因。病因主要分为外感病因、内伤病因、病理产物性病因及其他病因。

考点 病因的概念

一、外感病因

外感病因，是指来源于自然界，多从肌表、口鼻侵入人体而引起疾病的原因。外感病因包括六淫与疫疠两类。

（一）六淫

风、寒、暑、湿、燥、火六种自然界不同的气候变化，称为“六气”。风、寒、暑、湿、燥、火六种外感病邪，统称为“六淫”。淫，有太过、浸淫之意。当气候异常或人体正气不足时，六气转化为六淫而成为致病因素，又称为“六邪”。

考点 六淫的概念

链接

正　　气

《素问·刺法论》曰：“正气存内，邪不可干。”《素问·评热病论》曰：“邪之所凑，其气必虚。”说明正气的强弱，是疾病发生与否的决定性因素。正气，指人体的阳气与阴精。人体正气不足与现代人的生活方式有关，如暴饮暴食、经常熬夜等不良生活习惯。

六淫致病的共同特点如下。

1. 外感性　六淫之邪多从肌表、口鼻侵犯人体而发病，故六淫又有“外感六淫”之称。

2. 地域性　六淫致病常与居住地区的环境密切相关。如东北地区多寒病，东南沿海地区多湿病，高温环境工作者多火热燥病。

3. 季节性　六淫致病常有明显季节性，如春季多风病，夏季多暑病，秋季多燥病，冬季多寒病。

4. 相兼性　六淫邪气既可以单独侵犯人体发病，又可两种或两种以上相兼致病，如风寒感冒、风寒湿痹。

5. 转化性　六淫致病在一定的条件下，其疾病性质可以发生转化。如感受风寒之邪可从表寒证转化成里热证。

六淫各自的性质与致病特点如下。

案例 4-1

李某，女，25 岁。皮肤起风团，色红，瘙痒 1 天。患者 1 天前在野外游玩后出现上述症状，未治疗，后症状自行缓解，今日皮疹时隐时现，皮肤瘙痒时发时止，遂到医院就诊。查体：全身皮肤可见大小不一的红色团块。初步诊断：荨麻疹。

请问：1. 该患者外感了何种病邪？

2. 该病邪的致病特点有哪些？

1. 风邪　风是春天的主气。风邪致病四季均可发生，以春天为主，是外感病的主要病因。风邪的性质和致病特点如下。

（1）风为阳邪，其性轻扬开泄，易袭阳位：风邪易侵犯人体上部、头面、肌表等属阳的部位，使腠理疏泄张开，多见恶风、头痛、汗出等症状。

（2）风善行而数变：善行，是指风邪具有善动不居，行无定处的特点。风邪致病，病位游移，行无定处。如风痹有游走性关节疼痛，痛无定处的特点。数变，是指风邪致病发病急，变化快的特点，如荨麻疹发病急，时隐时现，皮肤瘙痒，发无定处。

（3）风性主动：风邪致病具有动摇不定的特点，见眩晕、震颤、四肢抽搐、角弓反张等。

（4）风为百病之长：风邪致病极为广泛，常为外邪致病的先导，寒、湿、燥、热诸邪往往依附风邪侵犯人体致病，如风寒、风湿、风燥、风热等。

2. 寒邪　寒是冬天的主气，在冬天，人体不注意防寒保暖易感寒邪，其他季节如淋雨涉水、汗出当风、贪凉露宿或过食寒凉之物也可以感受寒邪。寒邪伤于肌表称为“伤寒”，寒邪直中脏腑称为“中寒”。寒邪的性质和致病特点如下：

（1）寒为阴邪，易伤阳气：寒邪致病最易损伤阳气，阳气受损，失其正常的温煦、气化作用，可出现阳气衰退的寒证。如寒邪袭表，卫阳被遏，可见恶寒；寒邪直中脾胃，脾阳受损，可出现脘腹冷痛、呕吐清水、腹泻等。

（2）寒性凝滞，主痛：寒邪侵入人体会使经脉气血凝结阻滞，不通则痛，出现各种疼痛的症状。如寒邪外束肌表，可见周身疼痛；寒邪直中脾胃，可见脘腹冷痛；寒痹以关节冷痛为主，又称“痛痹”。

（3）寒性收引：寒邪侵袭人体可使气机收敛，腠理闭塞，卫阳被遏，不得宣泄，可见恶寒发热、无汗；寒邪客于经络关节，经脉收缩挛急，可见肢体拘挛疼痛、屈伸不利或麻木不仁等。

3. 暑邪　暑是夏天的主气，暑邪致病具有明显的季节性，主要发生于夏至以后，立秋之前。暑邪的性质和致病特点如下。

（1）暑为阳邪，其性炎热：暑邪有独特的炎热之性，暑邪伤人多出现典型的阳热症状，如高热、面红、烦渴、汗多、脉洪大等。

（2）暑性升散，伤津耗气：暑为阳邪，阳性升发，暑邪侵犯人体，可致腠理开泄而多汗，汗出过多，伤津耗气，可出现口干、口渴、小便短赤等。同时可见气短乏力，严重者出现猝然昏倒、不省人事等症状。

（3）暑多夹湿：夏季气候炎热，常多雨潮湿，暑热与湿气弥漫空间，加之暑季人们多贪凉饮冷，故暑邪多夹湿邪致病。临床可见除发热、烦渴等暑热症状外，常伴有四肢困倦、胸闷呕恶、不思饮食、大便溏而不爽等。

4. 湿邪　湿为长夏主气。长夏正值夏秋之交，雨水较多，为湿气最盛的季节，故多湿。此外，涉水淋雨、居处潮湿、水中作业等均可成为湿邪致病的途径，所以四季均有湿邪致病。湿邪的性质和致病特点如下。

（1）湿为阴邪，易阻遏气机，损伤阳气：湿性类水，故为阴邪。湿邪侵犯人体，留滞脏腑经络，易阻遏气机，使气机升降失常，经络阻滞不畅，出现胸脘痞闷、恶心呕吐、小便短涩、大便不爽等。湿为阴邪，阴胜则阳病，易损伤人体阳气，且最易困阻脾阳，出现纳呆、腹胀、腹泻、尿少，甚则水肿、腹水等。

（2）湿性重浊：重，是指沉重、重着。湿邪致病，常见头重如裹、周身困重、四肢酸软。如湿痹是以关节疼痛重着为主。浊，是指浑浊、秽浊，多指分泌物、排泄物秽浊不清。如湿邪上犯，可见面垢眵多；湿邪下注，可见小便浑浊不清、大便溏薄、下利黏液脓血、女子白带过多等。

（3）湿性黏滞：黏，黏腻；滞，停滞。湿性黏腻停滞，主要表现在两个方面：一是症状多黏滞不爽，如大便黏腻不爽、小便涩滞不畅等；二是病程较长，反复发作，缠绵难愈，如湿痹、湿疹等。

（4）湿性趋下，易袭阴位：湿邪类水而趋下，致病易伤及人体下部。如水湿所致水肿多以下肢较为明显。湿邪下注，可见小便淋浊、赤白带下、泻痢等。

5. 燥邪　燥为秋天的主气。初秋夏末暑热之气尚未消散，多感温燥；深秋初冬寒气渐起，多感凉燥。燥邪的性质和致病特点如下。

（1）燥性干涩，易伤津液：燥邪为干涩之病邪，故外感燥邪最易耗伤人体的津液，出现各种干燥、涩滞不利的症状。如口干鼻燥，咽干口渴，皮肤干涩、皲裂，毛发不荣，小便短少，大便干结等。

（2）燥易伤肺：肺为娇脏，喜润恶燥。燥邪多从口鼻、皮毛而入，最易伤肺，可见干咳少痰、痰黏难咯，或痰中带血、咳呛胸痛等。

6. 火邪　火为阳盛之气，包括温、热之邪，三者性质相同，程度有异。火热盛于夏季，但不像暑邪那样具有明显的季节性，一年四季均可见火热为病。火邪的性质和致病特点如下。

（1）火为阳邪，其性炎上：火热之性，燔灼升腾上炎，故为阳邪，火邪伤人，可出现高热、烦渴、大汗、脉洪大等。因其炎上，侵犯人体，其症状多表现在人体上部，可见口舌生疮、咽喉肿痛、目赤胀痛等。

（2）火易伤津耗气：火热之邪，最易逼迫津液外泄，消灼津液，使人体的津液耗伤。故火邪致病，症状除有热象外，可见口渴喜饮、咽干舌燥、小便短赤、大便秘结等。同时，热邪逼迫津液外泄，气随津伤，可见体倦乏力、少气懒言等。

（3）火热易扰心神：心属火，主神志。故火热之邪入营血，扰心神，可见心烦失眠、狂躁妄动、神昏谵语等。

（4）火易生风动血：火热之邪侵袭人体，灼伤阴津，使经脉失其滋养濡润，致肝风内动，称为“热极生风”，可出现高热、神昏谵语、四肢抽搐、颈项强直、角弓反张、两目上视等。火热灼伤脉络，迫血妄行，引起各种出血，如吐血、衄血、便血、尿血、皮肤发斑，以及女子月经过多、崩漏等。

（5）火易致肿疡：火热之邪，聚于局部，血败肉腐，发为痈肿疮疡，以局部红肿热痛为临床特征。

考点 六淫各自的性质和致病特点

（二）疫疠

1. 概念　疫疠，是一种具有强烈传染性和流行性的外感致病因素，又称“瘟疫”“疫气”“疫毒”“戾气”“时气”等。《温疫论》明确指出：“夫瘟疫之为病，非风，非寒，非暑，非湿，乃天地间别有一种异气所感。”疫疠虽属于外感病因，但与六淫邪气不同，其具有强烈传染性。疫疠致病的种类很多，包括现代许多传染性疾病，如鼠疫、霍乱、重症急性呼吸综合征、禽流感、新型冠状病毒肺炎等。

医者仁心

逆行者——钟南山

2020年1月18日晚，腊月二十四，正当春运。这一天，武汉不明原因肺炎患者增加到了59例，84岁的钟南山接到通知，深知事态紧急，飞速赶往武汉。由于他走得太匆忙，羽绒服都没带，辗转才挤上了列车。他在车上不时地看手表，内心焦急万分，坐立不安……疫情发生后，他告诉人们：“没什么特殊情况不要去武汉”，自己却在第一时间和其他专家一起从广州奔赴武汉，亲临一线指导，为控制疫情蔓延起到了至关重要的作用。

2. 致病特点

（1）传染性强，易于流行：疫疠可以通过空气、饮食、接触等途径在人群中传播，具有强烈的传染性和流行性。

（2）发病急骤，病情危重：《温疫论》提及某些疾病，“缓者朝发夕死，急者顷刻而亡”。可见疫疠发病急骤，来势凶猛，变化多端，病情险恶。

（3）一气一病，症状相似：一种疠气引起一种疾病，故当某一种疠气流行时，其临床症状基本相似。

3. 影响疫疠发生和流行的因素

（1）气候因素：自然气候的反常变化，如久旱、酷热、洪涝、湿雾瘴气等，会导致疫病的发生和流行。

（2）环境和饮食因素：环境卫生不好，如空气、水源、食物受到污染均可滋生疠气。

（3）预防因素：预防隔离措施不完善，会使疫病发生和流行。

（4）社会因素：社会动荡不安，环境恶劣，生活极度贫穷，也是疫病发生和流行的因素之一。社会安定，卫生防疫工作措施得力，才能防止疫病的发生和流行。

考点 疫疠的概念和致病特点

二、内伤病因

案例 4-2

贾某，男，53岁。突发胸前区憋闷疼痛1小时。既往有冠心病病史，发病前得知儿子车祸去世，突感呼吸困难、胸前憋闷疼痛，疼痛放射至左肩、左臂，自服硝酸甘油未缓解，遂至医院就医，查体：舌质紫暗，边有瘀点瘀斑，苔薄白，脉弦涩。

问题：患者突然发病的原因是什么？

内伤病因，是指因人的情志或行为不循常度，超过人体自身调节范围，直接伤及脏腑的致病因素，主要包括七情内伤、饮食失宜、劳逸失度等。

（一）七情内伤

七情，是指喜、怒、忧、思、悲、恐、惊七种正常的情志活动，是人的精神意识对外界事物的反应。七情与人体脏腑功能活动有密切的关系。在一般情况下，七情并不使人致病，但突然、强烈或持久的精神刺激，超过了人体生理所能调节的范围，引起气机紊乱，脏腑阴阳气血失调，便可导致疾病的发生。

七情致病损伤五脏，使脏腑气血失调，导致各种疾病发生。其致病特点主要有以下三个方面。

1. 直接伤及内脏　七情太过，可损伤脏腑。《素问·阴阳应象大论》说："怒伤肝""喜伤心""思伤脾""忧伤肺""恐伤肾"。临床上，七情内伤以影响心、肝、脾三脏最为多见。

2. 影响脏腑气机　七情致病常影响脏腑气机，导致气血运行紊乱。不同的情志变化，其气机逆乱的表现也不尽相同。主要表现为怒则气上，喜则气缓，悲则气消，恐则气下，惊则气乱，思则气结。此外，情志内伤，气机郁滞日久还可化火，即"五志化火"，灼伤身体津液而致阴虚火旺等证，或可导致湿、食、痰诸种郁证。

3. 情志变化与病势密切相关　七情内伤不仅可以引起许多疾病的发生，而且对疾病的预后也有重要的影响。如患者乐观豁达，积极向上，可使五脏安和，气机调畅，疾病向愈；如患者忧思郁怒，损伤五脏，影响气机，可使病情恶化。

考点 七情内伤的致病特点

（二）饮食失宜

饮食是摄取营养维持生命活动的必要条件，是吸收水谷精微的重要途径，饮食失宜往往导致脾胃损伤。"内伤脾胃，百病由生。"常见的饮食失宜包括以下三个方面。

1. 饮食不节　饮食失去节制，不定时定量，过饥过饱，暴饮暴食，损伤脾胃，可出现肠胃疾病，尤以大病初愈阶段或小儿时期多见。

2. 饮食不洁　食物不洁净，或腐败变质，甚或有毒，或有寄生虫污染的食物，均可导致疾病发生。此类疾病以胃肠病为主。如进食腐败变质食物，可出现胃脘疼痛，或腹泻等。

3. 饮食偏嗜　过分嗜食某些或某种味道的食物，或饮食偏寒偏热，久之可导致人体阴阳失调，或导致某些营养物质缺乏而引起疾病的发生。如过食肥甘厚味醇酒，可滋生湿、痰、热；过食生冷，可致寒从内生，发生胃痛、呕吐、腹泻；过食辛辣，可致胃肠积热，酿成痔疮等。

（三）劳逸失度

劳逸失度，包括过度劳累和过度安逸两个方面。正常的劳动和体育锻炼有助于气血流通，增强体质。必要的休息可以消除疲劳，恢复体力和脑力，不会使人致病。比较长时间的过度劳累，如体力劳动、脑力劳动及房劳过度，或过度安逸，可成为致病因素而使人发病。

1. 过劳　是指过度劳累，包括劳力过度、劳神过度和房劳过度三个方面。

（1）劳力过度：主要指较长时间的不适当活动或超过体力所能承担的过度劳动。劳力过度，耗伤内脏精气，致脏气虚弱，可出现少气懒言、四肢困倦、精神疲惫、形体消瘦等。

（2）劳神过度：思虑劳神过度，耗伤心血、损伤脾气，可出现心悸、健忘、失眠多梦、纳呆、腹胀、便溏等，甚则耗伤精血，使脏腑功能减弱，正气亏虚，乃至积劳成疾。

（3）房劳过度：是指性生活过度，房事不节。正常的性生活一般不损伤身体，但房劳过度会耗伤肾精，可出现腰膝酸软、眩晕耳鸣、脱发早衰、精神萎靡、性功能下降等。

2. 过逸　是指过度安逸，包括体力过逸或脑力过逸。过逸可使人体气血运行不畅，脾胃功能减弱，可见精神不振、食少乏力、肢体软弱，或形体肥胖、动则气喘、汗出等，或继发其他疾病。

三、病理产物性病因

痰饮、瘀血、结石都是在疾病过程中所形成的病理产物。其滞留体内而不去，又可成为新的致病因素，作用于机体，引起各种新的病理变化。因其常继发于其他病理过程而产生，故又称“继发性病因”。

（一）痰饮

1. 痰饮的含义　痰和饮都是人体水液代谢障碍所形成的病理产物，一般较稠厚的为痰，清稀的为饮。痰分为有形之痰和无形之痰。有形之痰，是视之可见、闻之有声的实质性痰液，如咳出之痰。无形之痰，只见其征象，不见其形质，如由于无形之痰引起的癫痫、眩晕。饮则因其所停留的部位不同而分为“痰饮”“悬饮”“溢饮”“支饮”。

链接

饮的分类

饮邪因留积于肠胃、胸胁和肌肤等不同的部位而有不同的命名。留积于胸胁者为悬饮，可见胸胁胀满、咳唾引痛；留积于胸膈者为支饮，可见胸闷、咳喘，不能平卧；留积于肌肤者为溢饮，可见肌肤水肿、无汗、身体困重；留积于肠间者为痰饮，可见腹满食少、肠鸣沥沥有声。

2. 痰饮的形成　痰饮的形成多因外感六淫、七情内伤或饮食、劳逸等因素，使肺、脾、肾及三焦等脏腑气化功能失调，水液代谢障碍，水湿停聚而成。

3. 痰饮的致病特点　痰饮形成后，由于停聚部位的不同，引起的病证和临床表现也不同。痰饮致病广泛，症状复杂、变化多端，且易影响水液代谢，阻碍经脉气血运行，阻滞气机升降出入，容易蒙蔽心神，临床上有“百病多因痰作祟”的说法。其临床表现可概括为咳、喘、悸、眩、呕、满、肿、痛八大症状，伴见舌苔厚腻，脉弦滑等。

（二）瘀血

1. 瘀血的含义　凡是血液运行不畅，或局部血液停滞，以及血溢于脉外，未能及时消散的“离经之血”，均称为瘀血。

2. 瘀血的形成　一是外伤，如跌打损伤、负重过度等，或外伤肌肤，或内伤脏腑，使血离经脉，停留体内不能及时消散或排出体外，从而形成瘀血；二是因气虚，气虚运血无力，血行迟滞导致瘀血产生；或气虚不能统摄血液，血溢脉外而出血或瘀血；三是因气滞，气行则血行，气滞则血滞，滞行不畅必致瘀血产生；四是因血热，热入营血，血热互结时，血液黏滞而运行不畅，或热灼脉络，血溢于脏腑组织之间，亦可导致瘀血；五是因血寒，寒性凝滞，血液受寒凝聚不畅而成瘀血。

3. 瘀血的致病特点　瘀血形成后，随着血液运行，容易阻塞血管，使血液运行不畅，不通则痛。其临床表现可见：①疼痛：多为刺痛，痛处固定不移，入夜尤甚，昼轻夜重。②肿块：为固定不移的肿块，在体表多为局部青紫肿胀，在体内多为癥积，按之质硬，坚固不移。③出血：瘀血性出血，血色多呈紫暗，或兼夹血块，如咯血、呕血、崩漏等。④发绀：瘀血日久，多见唇甲青紫，甚则皮肤发绀，舌紫暗，有瘀点、瘀斑。⑤其他：面色黧黑，肌肤甲错，脉涩或脉结代。

考点 瘀血的致病特点

（三）结石

结石多发于胆、肾、输尿管等部位，病程较长，轻重不一。结石多为湿热内蕴，日久煎熬而成。结石为有形实邪，停留体内阻滞气机，影响气血津液运行，可见局部胀、闷、酸、痛，程度不一，时轻时重，甚则损伤脉络而出血。其主要致病特点为引起疼痛，以阵发性为主，发作时剧痛难忍，缓解时一如常人。也可呈持续性疼痛，部位常固定不移，亦可随结石的移动而有所变化。

四、其他病因

中医病因学中除了外感病因、内伤病因、病理产物性病因以外，还有外伤、寄生虫及先天因素等。

（一）外伤

外伤，指跌仆损伤，利器等外力撞击，以及虫兽咬伤、烫伤、烧伤、冻伤等，而致皮肤、肌肉、筋骨和内脏损伤。外伤致病，多有明确的外伤史。

（二）寄生虫

进食被寄生虫虫卵污染的食物，或接触疫水、疫土可致病。由于感染途径和寄生虫寄生的部位不同，临床表现也不尽相同。如蛔虫病，常可见胃脘疼痛，甚则四肢厥冷，称为“蛔厥”；蛲虫病，可有肛门瘙痒之苦；血吸虫病，因血液运行不畅，久则水液停聚于腹中形成“蛊胀”。

（三）先天因素

先天因素，是指人在出生之前已经潜伏着可致病因素。一般分为胎弱和胎毒两类。胎弱，又名胎怯，是指胎儿禀受父母的精气不足，先天禀赋薄弱，以致日后发育障碍、畸形或不良，如五迟、五软。胎毒，指某些传染病，或误用药物等，在胎儿期由亲代传给子代。如梅毒、乙型肝炎、艾滋病等。

第2节 病 机

病机，指疾病发生、发展及其变化的机制，它揭示了疾病发生、发展与演变全过程中的本质特点及其基本规律。基本病机主要包括邪正盛衰、阴阳失调、气血失常等。

一、邪正盛衰

邪正盛衰，是指在疾病过程中，机体的抗病能力与致病邪气之间相互斗争中所发生的盛衰变化。邪正斗争，不仅关系着疾病的发生、发展和转归，而且影响着病证的虚实变化。

虚与实，体现了人体正气与邪气相互对抗消长运动形式的变化，“邪气盛则实，精气（正气）夺则虚”。致病因素作用于人体之后，在疾病的发展过程中，邪正是互为消长的，正盛则邪退，邪盛则正衰。随着邪正的消长，疾病就反映出两种不同的本质，即虚与实的变化。

所谓实，是指邪气盛而正气尚未虚衰，以邪气盛为主要矛盾的一种病理变化，即“邪气盛则实”。实所表现的证候，称为实证。发病后，邪气亢盛，正气尚不虚，足以同邪气相抗衡，临床表现为亢盛有余的实证。实证常见外感六淫或痰饮、食积、瘀血等病邪滞留不解的特殊表现。一般多见于疾病的初期或中期，病程一般较短。此时，邪气虽盛，但正气尚未虚，其奋起与邪气斗争，邪正激烈斗争，临床上出现一系列的亢进有余的证候。或因痰、食、水、血等滞留于体内引起的痰涎壅盛、食积不化、水湿泛滥、瘀血内阻等，都属于实证。

所谓虚，是指正气不足，抗病能力减弱，以正气不足为主要矛盾的一种病理变化，即“精气（正气）夺则虚”。虚所表现的证候，称为虚证。如体质素虚，或疾病后期，或大病久病之后，气血不足，伤阴损阳，导致正气虚弱，正气对病邪虽然还在抗争，但力量已经显示出严重不足，难以出现较剧烈的病理反应，所以，临床上出现一系列的虚损不足的证候。如神疲乏力、少气懒言等。虚证必有脏腑功能衰退的特殊表现，一般多见于疾病后期和慢性疾病过程中。如大病、久病，消耗精气，或大汗、吐、利、大出血等耗伤人体气血津液、阴阳，均会导致正气虚弱，出现阴阳气血虚损之证。如气短自汗、头晕目眩、五心烦热、畏寒肢冷等。

在疾病的发展变化过程中，正气和邪气的力量对比不是固定不变的，而是在正邪的斗争过程中，不断地发生着消长盛衰的变化，往往可以形成虚实错杂、虚实转化及虚实真假的病理变化。

二、阴阳失调

阴阳失调，是指机体在疾病过程中，由于致病因素的作用，导致机体的阴阳消长失去相对平衡的病理变化。阴阳失调主要表现为阴阳盛衰、阴阳互损、阴阳格拒、阴阳转化及阴阳亡失等几个方面，其中阴阳盛衰是各种疾病最基本的病理变化，这种变化通过疾病性质的寒热而表现出来。

1. 阳胜则热　是机体在疾病发展过程中，所出现的阳气偏亢，脏腑经络功能亢进，邪热过盛的病理变化。阳胜则热，阳胜而阴未虚的实热证，以热、动、燥为其特点，如发热、烦躁、舌红苔黄、脉数等。另外，由于阳的一方偏盛会使阴的一方相对偏衰，导致阴液不足，出现口渴、小便短少、大便干燥等，即所谓“阳胜则阴病”。

2. 阴胜则寒　是机体在疾病过程中所出现的阴气偏盛，功能障碍或减退，阴寒过盛及病理性代谢产物积聚的病理变化。阴胜则寒，阴盛而阳未虚的实寒证，以寒、静、湿为其特点，如形寒、肢冷、喜暖、口淡不渴、苔白、脉迟等。另外，由于阴的一方偏盛会使阳的一方偏衰，常常耗伤阳气，出现恶寒、腹痛、溲清、便溏等，即所谓“阴胜则阳病”。

3. 阳虚则寒　阳虚，是指机体阳气虚损，失于温煦，功能减退或衰弱的病理变化。阳气虚衰，温煦功能减弱，可出现面色㿠白、畏寒肢冷、喜静蜷卧、小便清长、下利清谷、舌淡、脉迟等。

4. 阴虚则热　阴虚，是指机体精、血、津液等物质亏耗，以及阴不制阳，导致阳相对亢盛，功能虚性亢奋的病理变化。阴虚主要表现为阴液不足及滋养、宁静功能减退，阴不制阳，阳气相对偏盛的虚热证。可出现五心烦热、骨蒸潮热、消瘦、盗汗、咽干口燥、舌红少苔、脉细数无力等。

三、气血失常

气血是人体脏腑、经络等一切组织器官生理活动的物质基础，气血的生成与运行又有赖于脏腑生理功能的正常。因此，在病理上，脏腑发病必然会影响到全身的气血，而气血的病变也必然影响到脏腑。气血失常包括气的失常与血的失常。

（一）气的失常

气的失常包括气的生成不足、耗散太过，或气的生理功能减退，以及气的运行失常等，具体表现为气虚与气机失调。

1. 气虚　是指气不足，全身或某些脏腑功能衰退的病理变化。其形成的主要原因多是先天不足，或后天失养，或肺脾肾功能失调，也可因劳伤过度、久病耗伤、年老体弱所致，出现少气懒言、疲倦乏力、脉细软无力等。

2. 气机失调　是指气的升降出入运动失常而引起的气滞、气逆、气陷、气闭和气脱等。

（1）气滞：是指某些脏腑经络或局部气机郁滞的病理变化。其主要是由于情志内郁，或痰、湿、食、积、瘀血等阻滞，使气机不畅，导致某些脏腑经络的功能失调或障碍，可出现闷胀、窜痛、喜太息等。

（2）气逆：是指气机上逆，升多降少，脏腑之气逆乱的病理变化。气逆最常见于肺、胃和肝等脏腑。肺以清肃下降为顺，如肺气上逆，致肺失肃降，发为咳逆气喘等；胃气以降为和，如胃气上逆，致胃失和降，发为恶心、呕吐、嗳气、呃逆等；肝主升发，如肝气上逆，致升发太过，发为头痛胀、面红目赤而易怒等。

（3）气陷：是以气的升举无力，应升反降为主要特征的一种病理变化。气陷多因气虚进一步发展而来。脾气以升为健，脾气虚，易导致气陷，常称“中气下陷”。

（4）气闭：是脏腑经络气机闭塞不通的一种病理变化。气闭多是情志抑郁，或外邪痰浊等阻滞气机所致。如心气内闭，可见谵语癫狂、神昏痉厥；胸肺气闭，可见胸痹结胸、气喘声哑；膀胱气闭，可见小便不通；大肠气闭，可见大便秘结；经络气闭，可见关节疼痛等。其中以心闭神昏最为严重，一般所说的闭证，主要是指心气内闭而言。

（5）气脱：是指气虚之极而有脱失消亡之危的一种病理变化。临床多表现为面色苍白、汗出不止、口开目闭、全身软瘫、二便失禁等危象。

（二）血的失常

血的失常主要表现为血液的生成不足或耗损太过，血液的运行失常，以及血液濡养功能减退等几个方面。血的失常主要包括血虚、血瘀、血热和出血。

1. 血虚　是指血液不足，濡养功能减退的一种病理变化，可出现眩晕，面色不华，唇、舌、爪甲淡白无华等。

2. 血瘀　是指瘀血内阻，血行不畅的一种病理变化。瘀血是血瘀的病理产物，而在瘀血形成之后，又可阻于脉络，进一步加重血瘀的病证。瘀血阻滞在脏腑、经络等某一局部时，则发为疼痛，痛有定处，得寒温而不减，甚则可形成肿块，称为“癥积”。同时，可伴见面色黧黑、肌肤甲错、唇舌紫暗，或见瘀斑、瘀点，脉涩等血行迟缓和血液瘀滞之象。

3. 血热　是指血分有热，血行加速甚则瘀阻的一种病理变化。其临床表现既有热象，又有耗血、动血及伤阴的证候表现。

4. 出血　是指血液溢于脉外的一种病理变化。其临床表现主要有吐血、咳血、便血、尿血、月经过多，以及鼻衄、齿衄、肌衄等。

自测题

单项选择题

1. 病因中的六淫是指
   A. 六气
   B. 六种正常的气候变化
   C. 六种病理变化现象
   D. 六种外感病邪的总称
   E. 风、寒、暑、湿、燥、火
2. 六淫中，最易伤肺气的是
   A. 热邪 B. 风邪 C. 寒邪
   D. 湿邪 E. 燥邪
3. 疾病发生的根本原因在于
   A. 外感邪气 B. 先天禀赋不足
   C. 正气虚衰 D. 阴阳失调
   E. 生理功能减退
4. 中寒是指
   A. 内寒
   B. 感受外寒
   C. 寒伤肌表，郁遏卫阳
   D. 寒邪直中于里，伤及脏腑阳气
   E. 脾胃虚寒
5. 多夹湿邪的病邪是
   A. 寒邪 B. 风邪 C. 火邪
   D. 暑邪 E. 湿邪
6. 导致关节游走性疼痛的病邪是
   A. 热邪 B. 风邪 C. 寒邪
   D. 湿邪 E. 暑邪
7. 不属于疠气性质和致病特点的是
   A. 为百病之长 B. 发病急
   C. 传染性强 D. 易于流行
   E. 一气一病，症状相似
8. 下列选项中，不属于湿邪的性质和致病特点的是
   A. 湿为阴邪，易阻滞气机
   B. 湿性重浊
   C. 湿善行数变
   D. 湿性黏滞
   E. 湿性趋下，易袭阴位
9. 疠气最重要的特点是
   A. 病情重，预后差
   B. 高热持续不退
   C. 易伤津耗气
   D. 扰动心神
   E. 传染性强
10. 以下描述不正确的是
   A. 怒伤肝 B. 喜伤心
   C. 惊伤肺 D. 恐伤肾
   E. 思伤脾
11. 思则气
   A. 上 B. 结 C. 郁
   D. 下 E. 消
12. 以下何项不属于瘀血证的临床特点
   A. 发绀 B. 刺痛 C. 出血
   D. 肿块 E. 隐痛
13. 气机失调常见
   A. 气滞 B. 气逆 C. 气脱
   D. 气闭 E. 以上均是

（赵晓沁 龙正英）

第5章 诊法与辨证

第1节 诊　　法

案例 5-1

钱某，女，50岁。平时睡眠差，加重1个月。1个月前因与邻居发生口角，症状加重，甚则彻夜不眠。现症见入睡困难，心悸易惊，头晕耳鸣，颧红盗汗，五心烦热，腰膝酸软。查体：舌红少苔，脉细数。

问题：运用四诊合参分析患者病情，判断患者为何证？

诊法，是诊察疾病、收集病情资料的方法。中医诊法包括望、闻、问、切四种方法，简称四诊。运用望、闻、问、切在临床诊病时，必须四诊合参，边诊边辨，才能全面系统地了解病情，整体审察，病证结合，做出正确的判断。

考点 四诊的概念

医者仁心

张仲景——坐堂医圣

张仲景五十岁左右时，曾在长沙做太守。当时，他还时刻不忘自己的临床实践，时刻不忘救治人民的疾苦。但在封建社会，做官的人不能入民宅，又不能随便接近普通老百姓。于是他想出一个办法，择定每月初一和十五两天，大开衙门，不问政事，让有病的群众进来。他堂堂正正地坐在大堂之上，仔细地给群众治病。时间久了，形成惯例。每逢初一、十五的日子，他的衙门前就聚集了许多来自各方的患者等候看病。为纪念张仲景，后来人们就把医生坐在药铺里给患者看病通称坐堂，而在药铺里给患者看病的医生叫坐堂医。

一、望　　诊

望诊，是医护人员运用视觉对患者的全身、局部，以及分泌物、排泄物和舌象等进行有目的的观察，以诊察疾病的方法。望诊宜在充足的光线下进行，以自然光线为佳。

望诊内容包括全身望诊、局部望诊、望排出物、望小儿指纹和望舌。

（一）全身望诊

1. 望神　是通过观察人体生命活动的整体表现来判断病情的方法。望神可了解脏腑精气的盛衰，判断病情的轻重及预后。重点在于观察目光、神情、面色、体态和反应等，其中眼神的变化是望神的重点。

（1）得神：又称有神。得神的表现为神志清楚，语言清晰，两目灵活，明亮有神，面色荣润，表情自然，呼吸平稳，体态自如，反应灵敏。得神提示精气充足，为健康表现，或虽病但正气未伤，病情轻浅，预后良好。

（2）少神：又称神气不足。少神的表现为精神不振，两目乏神，面色少华，少气懒言，肌肉松软，动作迟缓。少神提示正气不足，精气已虚，脏腑功能减弱，多见于虚证或轻病。

（3）失神：又称无神。失神的表现为精神萎靡，目光呆滞，表情淡漠，反应迟钝，面色晦暗，形体消瘦，甚者神志昏迷。失神提示正气大伤，脏腑功能衰败，大多病情危重，预后不良。如神昏谵语，循衣摸床，撮空理线。失神是内伤心神，精气已脱之失神重证。

（4）假神：垂危患者出现精神一时好转的假象，是临终前的预兆。假神表现为久病或重病之人，失神已久，突然精神转佳，意识转清，目光明亮，言语不休，想见亲人；或面色晦暗，突见颧赤如妆；或不欲饮食，突然食欲增强。假神提示脏腑精气衰竭已极，正气将脱，阴不敛阳，虚阳外越，阴阳即将离决。假神通常比作回光返照或残灯复明。

2. 望色　主要是通过观察人体面部皮肤的色泽变化来诊察疾病的方法。面部色泽是脏腑精气的外荣，其变化可反映疾病的不同性质和不同脏腑的病证。

（1）常色：是正常人的面色。我国正常人的面色为红黄隐隐，明润含蓄。面色因受体质禀赋、季节气候、生活和工作环境、情绪及运动等不同因素影响而稍有不同。

（2）病色：是人体在疾病状态时的异常面部色泽。病色分为青、赤、黄、白、黑五种，称为五色诊或五色主病。

1）青色：主寒证、痛证、瘀血证、惊风证。青色为气血不通，经脉瘀阻所致。寒凝或气滞血瘀，经脉瘀阻，不通则痛，故面色发青；小儿高热见眉间、鼻柱、口唇周围青紫，属惊风或惊风先兆。

2）赤色：主热证。赤色为热迫血行充盈于面部所致。满面通红者，多为实热证；午后两颧潮红者，多为虚热证。

3）黄色：主脾虚证、湿证。黄色为脾失健运，水湿内蕴所致。脾胃气虚，气血不足者，多见面色萎黄；脾虚水湿内停者，多见面黄虚浮，称为黄胖。

4）白色：主虚证、寒证、失血证。白色为气虚血少，阳虚寒凝，气血不能上荣所致。面色㿠白虚浮，多为阳虚水泛；面色淡白无华，多为血虚或失血证；突然面色苍白，伴冷汗淋漓，多为阳气暴脱。

5）黑色：主肾虚证、寒证、水饮证、瘀血证。黑色为阴寒水盛，或气血凝滞所致。面黑而暗淡者，属阳虚证；面黑而干焦者，属肾阴虚证；眼眶周围发黑者，属肾虚水饮证；面色黧黑，肌肤甲错，为瘀血日久。

考点 五色主病

3. 望形态

（1）望形体：通过观察患者形体的强弱胖瘦等情况，可了解脏腑气血盛衰。形体强壮者，反映气血旺盛，内脏坚实，不易发病；形体瘦弱者，反映气血不足，内脏脆弱，易于患病。形体肥胖，少气乏力者，多属痰湿体质；形体消瘦，易躁易怒者，多属阴虚火旺体质，故有

“瘦人多火，肥人多湿”之说。

（2）望姿态：通过观察患者的动静姿态、体位变化和异常动作等，可了解身体状况。喜动多言者，为阳证；喜静少言者，为阴证。卧时面常向外，身轻能转侧者，多属阳证、热证、实证；卧时面常向里，身重不能转侧者，多属阴证、寒证、虚证。猝然昏倒，半身不遂，口眼㖞斜者，多为中风；四肢软弱无力，不能握物行动，多为痿证；肢体关节疼痛，行动不便，多为痹证。

（二）局部望诊

1. 望头部

（1）望头：头为诸阳之会、精明之府，中藏脑髓，髓为肾精所化。如小儿头形过大或过小，伴智力发育不全，多为肾精亏损。小儿囟门高突，称囟填，多为实证；囟门下陷，称囟陷，多为虚证；囟门迟闭，称解颅，多为肾气不足，发育不良。头摇不能自主，无论成人或儿童，皆为风证。

（2）望发：发为血之余、肾之外华。肾气充盛，精血充足，则头发乌黑润泽。发黄干枯，稀疏易落，多为精血不足；突然片状脱发，显露圆形或椭圆形光亮头皮，为斑秃，多为血虚受风所致。

2. 望五官

（1）望目：目为肝之窍，五脏六腑之精气皆上注于目，故目可以反映五脏病变，非独肝脏病变。目眦赤，多为心火；目眦淡白，多为血虚；白睛赤，多为肺热；白睛黄，多为湿热或寒湿内蕴。目赤肿痛，多为肝火；两目干涩，多为肝血不足；眼胞红肿湿烂，多为脾火；小儿昏睡露睛，多为脾虚或慢惊风；全目红肿，多为风热。目翻上视、直视，多为肝风内动；瞳仁扩大，多为肾精耗竭，濒死危象。

链接

五轮学说

《灵枢·大惑论》说：“精之窠为眼，骨之精为瞳子，筋之精为黑眼，血之精为络，其窠气之精为白眼，肌肉之精为约束。”后世据此理论发展成为“五轮”学说，即目眦属血轮，候心；目胞属肉轮，候脾；白睛属气轮，候肺；黑睛属风轮，候肝；瞳仁属水轮，候肾。此学说在中医眼科学上有一定的指导意义。

（2）望鼻：鼻为肺之窍。鼻流清涕，多为外感风寒；鼻流黄浊涕，多为外感风热或肺热；鼻流腥臭脓涕，多为鼻渊，常由外感风热或肝胆湿热所致。

（3）望耳：耳为肾之窍。耳轮干枯焦黑，多为肾阴亏耗已极；耳轮红肿或耳内流脓，多为肝胆湿热；耳旁红肿疼痛，多为风热外袭或肝胆火热。

（4）望口唇：口唇色泽反映脾气盛衰。唇色淡白，多为血虚或气血两虚；唇色深红，多为实热证；唇色青紫，多为瘀血证。口唇糜烂，多为脾胃积热上蒸；口唇燥裂，多为燥热伤津。小儿口角流涎，多为脾虚湿盛或胃中有热。

（5）望齿龈：齿为骨之余，骨为肾所主，胃之经脉分布龈中。牙齿松动稀疏，牙根外露，多为肾虚或虚火上炎；睡中磨牙，多为胃热或食积。齿龈红肿疼痛或出血，多为胃火上炎；

齿龈色淡，龈肉萎缩，多为肾阴不足。

（6）望咽喉：咽喉为肺胃门户，是呼吸和进食的要冲。咽部红肿灼痛，多为肺胃实热；咽部色红娇嫩，肿痛不明显，多为阴虚火旺。咽部两侧红肿疼痛，为乳蛾，多为肺胃热盛；咽喉有灰白假膜，坚韧难剥，重剥出血，随即复生，为白喉，多为肺胃热毒。

3. 望皮肤

（1）形色变化：皮肤虚浮肿胀，按之有压痕，多为水湿泛滥；皮肤干瘪枯槁，多为津液耗伤或精血亏虚；皮肤粗糙如鳞，抚之涩手者，称为肌肤甲错，多为瘀血。

（2）斑疹：皮肤上色红或紫，点大成片，平摊于皮肤，抚之不碍手，压之不褪色者，称为斑；皮肤上色红或紫，点小如粟，高出于皮肤，抚之碍手，压之褪色者，称为疹。斑疹常见于外感热病，多为邪热郁于肺胃，内迫营血所致。

（三）望排出物

望排出物是观察患者的分泌物和排泄物，如痰涕、呕吐物、带下、二便等。一般来说，排出物色清白、质稀薄者，多为寒证、虚证；排出物色黄赤、质黏稠者，多为热证、实证。

1. 望痰　痰白而清晰，或有灰黑点，多为寒痰；痰黄黏稠，坚而成块，多为热痰；痰少而黏，难于咳出，多为燥痰；痰白滑量多，易咯出，多为湿痰；痰清稀而多泡沫，多为风痰；咳吐大量腥臭脓血痰，多为肺痈。

2. 望呕吐物　呕吐物清稀无臭味，多为胃寒；呕吐物稠浊酸臭，多为胃热；呕吐黄绿苦水，多为肝胆湿热；呕吐清稀痰涎，多为痰饮中阻；呕吐未消化的食物，酸腐味臭，多为伤食。

3. 望二便　大便溏泄清稀，多为寒；黄黏而臭，多为热；大便燥结，多为实热证；便下黏液脓血，多为痢疾。小便清长，多为寒；小便短赤，多为热。

（四）望小儿指纹

望小儿指纹，是观察 3 岁以下小儿两手示指掌侧前缘浮露于外的脉络色泽变化，来诊察疾病的方法。小儿指纹分为风、气、命三关，即示指桡侧近掌端第一节为风关，第二节为气关，第三节为命关（图 5-1）。正常小儿指纹，隐现于风关之内，色泽浅红，红黄相兼。

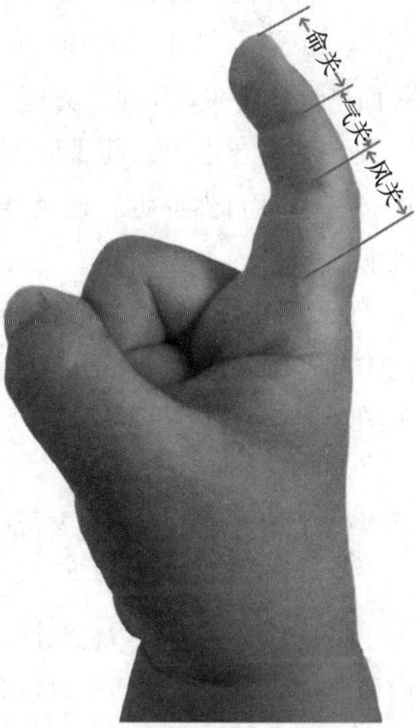

图 5-1　小儿指纹三关

1. 望指纹的方法　自然光线下，医生用左手握住小儿示指末端，以右手大拇指用适中力量从命关向气关、风关直推数次，使指纹显露，便于观察。

2. 望指纹的临床意义

（1）浮沉分表里：指纹浮露明显者，主病在表；指纹沉隐不显者，主病在里。

（2）红紫辨寒热：纹色鲜红，多为外感风寒；纹色紫红，多为热证；纹色青，多为风证或痛证；纹色青紫或紫黑色，多为血络郁闭；纹色淡白，多为虚证。

（3）淡滞定虚实：纹细而色浅淡，多为虚证；纹粗色浓滞，多为实证。

（4）三关测轻重：指纹显于风关，多为病情轻浅；指纹达于气关，多为邪已深入，病情较重；指纹达于命关，是邪陷病深，病情更重；如指纹直达指端，为透关射甲，提示病情危重。

考点 望指纹的意义

（五）望舌

望舌，又称舌诊，是通过观察患者舌质和舌苔的变化来诊察疾病的方法。舌诊是中医诊法的特色之一。望舌包括望舌质和望舌苔两方面。舌质，又称舌体，是舌的肌肉脉络组织；舌苔，是舌体上附着的一层苔状物，由胃气所化生。

1. 舌与脏腑经络的关系　舌与脏腑的联系，主要是通过经络和经筋联系起来的，脏腑的精气可上营于舌，脏腑的病变亦可以从舌象变化中反映出来。

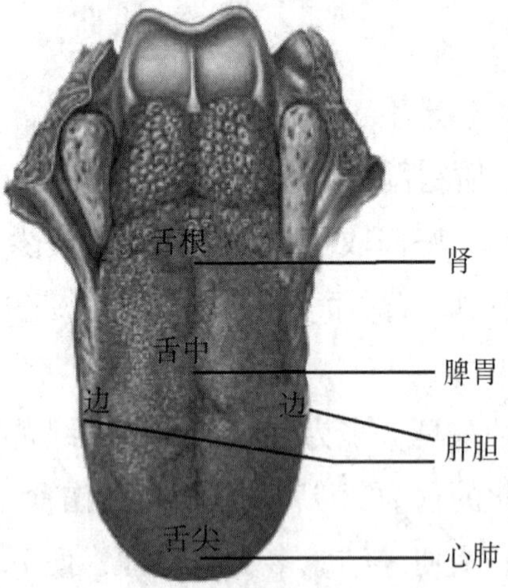

图 5-2　舌诊脏腑部位分属

舌为心之苗窍。手少阴心经之别系舌本，舌质的血络最为丰富，能反映心主血脉的功能。舌体运动是否灵活自如，语言是否清晰，在一定程度上又可反映“心藏神”的功能。舌为脾胃之外候。足太阴脾经连舌本，散舌下；舌苔为胃气熏蒸而生成；舌的味觉，与脾主运化和胃主受纳的功能密切相关，脾胃的病变可以从舌象上显示出来。足少阴肾经挟舌本，足厥阴肝经络舌本，足太阳膀胱经经筋结于舌本。

脏腑反映于舌的分属部位：舌尖属心肺，舌中属脾胃，舌两边属肝胆，舌根属肾（图 5-2）。

考点 脏腑反映于舌的分属部位

2. 舌诊的方法及注意事项

（1）望舌方法：望舌时患者可取坐位或仰卧位，面向光源，自然伸舌，充分暴露舌体，舌面平展，舌尖略下垂；先望舌质后望舌苔，依舌尖—舌中—舌根—舌边的顺序观察。

（2）注意事项：望舌以充足而柔和的自然光线为佳，避免有色光源，一般宜在白天进行；患者自然伸舌，避免伸舌时间过长；注意辨别有无染苔，排除外因导致的一时性虚假舌象。

3. 正常舌象　正常舌象表现为舌体柔软，活动自如，淡红润泽，舌面铺有薄薄的、颗粒均匀的、干湿适中的白苔。正常舌象可概括为淡红舌，薄白苔，说明胃气旺盛，气血充盈，脏腑功能正常。

4. 望舌的内容

（1）望舌质：主要观察舌质的色泽和形态变化。

1）舌色

淡白舌：较正常舌色浅淡，主虚证、寒证。舌淡白、舌体瘦薄，多为气血两虚证；舌淡白而胖嫩，或有齿痕，多为阳虚证。

红舌：舌色鲜红，深于正常舌，主热证。舌红起芒刺，或兼黄厚苔，多为实热证；舌红少苔或无苔，多为虚热证。

绛舌：舌色深红，主热盛。绛舌见于外感病，多为热入营血；见于内伤杂病，多为阴虚火旺。

紫舌：舌色紫色，主热证、寒证、瘀血证。紫舌为血液运行不畅、瘀滞所致。舌绛紫而干，多为热盛伤津；舌淡紫或青紫湿润，多为寒凝血瘀；舌紫暗或见紫色斑点，多为血瘀证。

考点 淡白舌和红舌主证

2）舌形

老嫩舌：舌体坚敛苍老，纹理粗糙，舌色较暗者，为老舌，多主实证、热证；舌体浮胖娇嫩，纹理细腻，舌色浅淡者，为嫩舌，多主虚证、寒证。

胖瘦舌：舌体较正常舌体胖大，伸舌满口者，为胖大舌，多主水饮痰湿阻滞；舌边有明显的牙齿压痕，为齿痕舌，因舌体胖大而受齿缘压迫所致，多主脾虚湿盛；舌体比正常瘦薄者，为瘦薄舌，多主气血阴液亏虚。

裂纹舌：舌面上有各种形状的裂纹或裂沟，多为阴血亏虚；舌红有裂纹，多为热盛伤津或阴虚火旺；舌淡白有裂纹，多为血虚不润。裂纹舌可见于正常人，身体无其他不适感，为先天性舌裂，无诊断意义。

芒刺舌：舌乳头增生、肥大，高起如刺，多为邪热内盛。舌尖有芒刺，多为心火亢盛；舌中有芒刺，多为胃肠热盛；舌边有芒刺，多为肝胆火盛。

考点 胖大舌、齿痕舌、芒刺舌的主证

3）舌态

痿软舌：舌体软弱，无力伸缩，多为气血亏虚，阴液亏损，筋脉失养等。

强硬舌：舌体板硬强直，屈伸不利，多为热入心包，高热伤津，风痰阻络，中风或中风先兆等。

歪斜舌：伸舌时舌体偏向一侧，多为中风或中风先兆。

颤动舌：伸舌时舌体不自主地震颤抖动，多为虚损或动风。

吐弄舌：舌常伸出口外，为吐舌；舌反复舔口唇上下、左右，或舌微露出口就立即收回，为弄舌；两者都属心脾有热。吐舌多为疫毒攻心，或正气已绝；弄舌多为动风先兆，或小儿智力发育不全。

（2）望舌苔：包括望苔色和苔质两方面。

1）苔色

白苔：主表证、寒证。苔薄白，多为表寒证或见于正常人；苔白厚，多为里寒证；苔白厚腻，多为痰湿内停或食积不化。

黄苔：主热证、里证。苔色淡黄热轻，深黄热重，焦黄热结。苔薄淡黄，多为外感风热表证或风寒表邪入里化热；苔黄厚干燥，多为热盛伤津；苔黄厚而腻，多为湿热内生。

灰苔：即浅黑苔，白苔、黄苔都可以转化为灰苔。苔灰而润，多为寒湿内阻或痰饮内停；苔灰而干，多为热炽津伤或阴虚火旺。

黑苔：常由灰苔或焦黄苔发展而来，主寒盛、热极，可见于疾病的危重阶段。

考点 白苔和黄苔主证

2）苔质

厚薄：主要反映邪气的深浅和病情的进退。透过舌苔能看到舌质的颜色，为薄苔，多主表证、内伤轻证或见于正常人；透过舌苔看不到舌质的颜色，为厚苔，多主里证。舌苔由薄转厚，提示邪气渐盛，为病进；由厚转薄，提示正胜邪退，病情好转。

润燥：主要反映津液的盈亏和输布的情况。舌苔干湿适中，为润苔，多为津液未伤；舌面水分过多，甚至伸舌欲滴，为滑苔，多为水湿内停；舌苔干燥无津，甚者干裂，为燥苔，多为热盛伤津或阴液亏耗。

腻腐：主要反映体内湿浊的情况。苔质颗粒粗大，疏松而厚，如豆腐渣堆积舌面，刮之易脱，为腐苔，多因实热蒸化脾胃湿浊，常见于食积胃肠或痰浊内蕴；苔质颗粒细腻致密，如油腻覆于舌面，刮之不脱，为腻苔，多因湿浊内蕴、阳气被遏，常见于痰饮或湿浊内停。

剥脱：主要反映胃气和胃阴的存亡。舌苔部分剥落，界限明显，为花剥苔；舌苔不规则大片脱落，边缘苔厚，边界清楚，形似地图，为地图舌；舌苔全部剥脱，舌面光洁如镜，为镜面舌。花剥舌多主胃气阴两伤；地图舌以儿童多见，多与阴虚禀赋体质有关；光剥舌多主胃阴枯竭、胃气大伤。

二、闻　诊

闻诊，是通过听声音和嗅气味来诊察疾病的方法。

（一）听声音

1. 语声　一般来说，语声高亢，洪亮有力，声音连续，烦躁多言，多为阳证、实证、热证；语声低微细弱无力，声音断续，沉静少言或懒言，多为阴证、虚证、寒证。

2. 语言　言为心之声，语言错乱多主心的病变。神识不清，语无伦次，声高有力，称为谵语，多主热扰心神之实证；神识不清，语言重复，声音低弱，时断时续，称为郑声，多主心气大伤，神气散乱之虚证；表情淡漠，喃喃自语，见人即止，首尾不续，称为独语，多主心神失养，或痰蔽心窍之癫证、郁证；精神错乱，语无伦次，狂躁妄言，称为狂言，多主痰火扰心；语言错乱，语后自知，称为错语，多主心脾两虚，心神失养。

3. 呼吸　呼吸急促困难，甚者张口抬肩，鼻翼煽动，不能平卧，称为“喘”。喘有虚实之分，实喘声高气粗、息涌而长、呼出为快，多为实邪壅肺、肺失肃降；虚喘声低气怯、息短不续、得吸为快，多为肺虚及肾、肾不纳气。呼吸急促似喘，喉中痰鸣有声，称为哮。多因内有宿痰，复感外邪诱发。哮必兼喘，但喘未必兼哮。呼吸微弱，短而声低，气少不足以息，称为少气；呼吸短促，不相接续，称为短气。

4. 咳嗽　咳嗽是肺失清肃，肺气上逆的表现。咳声重浊有力，多为实证；咳声低微无力，多为虚证；咳声紧闷，多为寒湿；咳声清脆，多为燥热；咳嗽夜甚昼轻，多为肺肾阴亏。咳嗽阵作，咳声连续，终止时似鹭鸶叫声，称为顿咳，又称百日咳；咳声如犬吠，多见于白喉。

5. 呕吐　呕吐是胃气上逆，胃失和降的表现。有声有物为呕，有物无声为吐，有声无物为干呕。吐势徐缓，声音微弱，多为虚证、寒证；吐势急迫，声音洪亮，多为实证、热证。

6. 呃逆　呃逆是胃气上逆，导致横膈拘挛，从咽喉发出一种不能自主的冲击声，称为呃逆。呃声高亢而短，声响有力，多为实热证；呃声低沉，气弱无力，多为虚寒证。久病胃气衰败，呃声低而无力，是病情危重之象。

7. 嗳气　嗳是气从胃中上逆，冲出咽喉时发出的一种声音。嗳气声重浊，有酸腐食臭，多为食滞胃脘；嗳气声低沉，伴腹胀食少，多为脾胃虚弱；嗳气声响亮，嗳后脘腹宽舒，多为肝气犯胃。正常人食后偶有嗳气，俗称打饱嗝，不属病态。

8. 太息　情志抑郁，胸闷不舒时发出的长吁气或短叹气，称为太息。太息后胸中略舒，多为肝气郁结。

（二）嗅气味

1. 口气　口气酸臭，多为胃肠积滞；口气臭秽，多为胃中有热；口气腐臭，多为内有溃腐脓疡。

2. 排出物　一般来说，质地清稀，味腥或无味者，多为寒证或寒湿证；质地黏稠，味重或臭味者，多为热证或湿热证。大便稀溏味腥，多为脾胃虚寒；大便稀黄味臭，肛门灼热，多为大肠湿热；大便臭如败卵，矢气酸腐，多为宿食积滞。小便清长味淡，多为寒证、阳虚；小便短赤味臊，多为实热、湿热。带下清稀味腥，多为寒湿下注；带下黄稠臭秽，多为湿热下注。

3. 病室气味　病室有血腥味，多为失血；有尸臭味，多为脏腑衰败；有氨味，即尿臊味，多为水肿晚期；有烂苹果味，多为消渴病酮症酸中毒；有蒜臭味，多见于有机磷中毒。

三、问　诊

问诊，是医生通过对患者或陪诊者进行有目的的询问，了解病情以诊察疾病的方法。

（一）问诊的方法及注意事项

问诊时医生的态度既要严肃认真，又要和蔼可亲。语言要通俗易懂，切忌使用医学术语，避免暗示套问，以免影响诊断的准确性。主诉是患者最感痛苦的症状或体征及其持续时间，也往往是疾病的症结所在。应围绕主诉有目的、有步骤地询问，在问诊过程中既要有重点又要全面。对危急患者应扼要询问，以便迅速抢救。

（二）问诊的主要内容

问诊的内容包括一般情况、主诉、现病史、既往史、过敏史、个人生活史、家族史及女性的经带胎产史等，其中问现病史最为重要。问现病史时，除询问疾病的发生、发展和治疗经过外，主要问患者就诊时的症状，以及与之相关的全身情况，即现在症。问现在症是问诊的主体内容，也是诊断辨证的重要依据。

链接

十 问 歌

问现在症时可参考明代张景岳的十问歌：一问寒热二问汗，三问头身四问便，五问饮食六胸腹，七聋八渴俱当辨，九问旧病十问因，再兼服药参机变，妇女尤必问经期，迟速闭崩皆可见，再添片语告儿科，天花麻疹全占验。

1. 问寒热　问寒热是询问患者有无怕冷或发热的感觉。寒即怕冷，可分为恶寒、畏寒。恶寒，是指自觉寒冷，加衣被或近火取暖不能缓解，多为外感所致；畏寒，是指经常怕冷，加衣被或近火取暖可缓解，多为阳虚所致。热即发热，指体温升高，或体温正常而自觉全身或局部发热。

（1）恶寒发热：恶寒与发热同时出现，是外感表证的主要症状之一。恶寒重，发热轻，多为外感风寒表证；发热重，恶寒轻，多为外感风热表证。

（2）寒热往来：恶寒与发热交替发作，为半表半里证的特征。寒热往来无定时，多见于少阳病；高热与寒战交替出现，发作定时，常见于疟疾。

（3）但寒不热：怕冷而无发热，多为里寒证。新病恶寒，脘腹冷痛，脉沉紧，多为里实寒证；久病畏寒，肢冷蜷卧，脉沉迟无力，多为里虚寒证。

（4）但热不寒：只感发热而无怕冷，或反恶热，多为里热证。但热不寒根据发热特点不同，又分为以下三种类型。

1）壮热：持续高热（体温 39℃以上），不恶寒，反恶热，多为里实热证。

2）潮热：定时发热，或定时热甚，如潮汐之有定时。下午 3 ～ 5 时热势较高，为日晡潮热，见于阳明腑实证；午后或夜间低热，五心烦热，为阴虚潮热，多见于阴虚内热证；午后热甚，身热不扬，为湿温潮热，多见于湿温病。

3）微热：低热（体温不超过 38℃），多为久病之阴虚发热或气虚发热等。

考点 恶寒发热的意义

2. 问汗　汗是阳气蒸化津液从腠理达于体表而成。问患者有无汗出，汗出的时间、部位、多少和伴随症状等，可诊察津液的盈亏、阴阳的盛衰、病情的轻重和预后。

（1）表证辨汗：表证无汗，多为风寒表证；表证有汗，多为风热表证或中风表虚证。

（2）里证辨汗：里证无汗，多为津血亏虚，化汗乏源；或阳气亏虚，无力化汗。里证汗出主要有以下四种类型。

1）自汗：经常日间汗出，动则尤甚，多见于气虚证、阳虚证。

2）盗汗：睡则汗出，醒则汗止，多见于阴虚证。

3）绝汗：病情危重的情况下，出现大汗不止的症状。久病重病之人，突发冷汗淋漓，伴手足厥冷，面色苍白，脉微欲绝，多见于亡阳证；突发汗出如油，伴身热烦渴，手足温热，脉细无力，多见于亡阴证。

4）战汗：恶寒战栗，几经挣扎而汗出，称为战汗。战汗是邪正相争，疾病发展的转折点。汗出热退，脉静身凉，为邪去正复，病情好转；汗出而烦躁不安，脉来疾急，为邪盛正衰，疾病恶化。

考点 自汗、盗汗的区别

3. 问疼痛　疼痛有虚实之分，因实致痛，脏腑经络气机阻滞，气血运行不畅，为不通则痛；因虚致痛，脏腑经络失养，为不荣则痛。问疼痛应问清疼痛的性质、部位、程度、时间、喜恶等。

（1）疼痛的性质

1）胀痛：疼痛伴胀满感，多为气滞。

2）刺痛：疼痛如针刺，固定不移，拒按，多为瘀血。

3）重痛：疼痛伴有沉重感，多为湿邪困阻气机。

4）冷痛：疼痛伴冷感，喜暖，多为寒凝。

5）灼痛：疼痛伴灼热感，喜凉，多为热盛。

6）绞痛：疼痛剧烈如刀绞，多为有形实邪阻滞气机，或寒邪凝滞。

7）隐痛：隐隐作痛，喜温喜按，多为虚证。

考点　胀痛和刺痛的临床意义

（2）疼痛的部位

1）头痛：外感头痛发病急，病程短，痛势剧烈，痛无休止；内伤头痛发病慢，病程长，痛势和缓，时痛时止。根据经络分布确定病位，头后疼痛连项，为太阳经头痛；头前疼痛连额，为阳明经头痛；头两侧疼痛，为少阳经头痛；巅顶头痛，为厥阴经头痛。

2）胸痛：多与心肺有关。胸痛喘促伴有发热，多为肺热；胸痛伴潮热盗汗，咳痰带血，多为肺阴虚；胸痛憋闷，痛引肩臂，多为胸痹；胸痛彻背，面色青灰，手足青至节，冷汗淋漓，多为真心痛。

3）脘腹痛：多与脾胃有关。上腹部疼痛多属胃痛，又称胃脘痛；胃脘冷痛，得热则舒，多为寒邪客胃；胃脘灼痛，消谷善饥，口气热臭，多为胃火炽盛；胃脘隐痛，嘈杂不舒，饥不欲食，多为胃阴亏虚；胃脘胀痛，嗳腐吞酸，多为食滞胃脘。腹部隐隐作痛，喜温喜按，多为脾胃虚寒；少腹冷痛，牵引阴部，多为寒凝肝脉。凡腹痛暴急、剧烈、胀痛、拒按，得食痛甚者，多为实证；凡腹痛徐缓、隐痛、喜按、得食痛减者，多为虚证。

4）腰痛：多与肾有关。腰痛绵绵，酸软无力，多为肾虚腰痛；腰部沉重冷痛，阴雨天加重，多为寒湿腰痛；腰部刺痛，固定不移，转侧不利，多为瘀血腰痛。

5）四肢痛：多属痹证。关节游走性疼痛，痛无定处，多为风邪所致，称为行痹；关节剧痛固定不移，得温痛减，遇寒加重，多为寒邪所致，称为痛痹；关节疼痛重着，固定不移，肌肤麻木，多为湿邪所致，称为着痹；关节灼热，红肿疼痛，多为湿热所致，称为热痹。

4. 问饮食口味

（1）食欲与食量：主要了解脾胃功能的盛衰。病中食欲恢复，食量渐增说明胃气渐复，疾病好转；食欲不振，食量渐减，说明胃气渐衰，病情加重。食欲不振，食量减少，多为脾胃虚弱；食少纳呆，多为湿邪困脾；厌食者，多为饮食积滞或肝胆湿热。消谷善饥，多为胃火炽盛；饥不欲食，多为胃阴不足。多食、多饮、多尿，形体消瘦，见于消渴病；小儿嗜食异物，多为虫积；孕妇不欲饮食，或偏嗜酸辣食物，为妊娠的生理现象。

（2）口渴与饮水：主要反映人体津液的盈亏及输布正常与否。口不渴，为津液未伤，多见于寒证、湿证；口渴多饮，为津液已伤，多见于热证、燥证；口渴不多饮，为津液输布障碍，多见于痰饮、瘀血、湿热等证。

（3）口味：口淡乏味，多为脾胃气虚；口甜或黏腻，多为脾胃湿热；口中泛酸，多为肝胃不和，肝胃蕴热；口中酸腐，多为伤食；口苦，多为火邪为病或肝胆郁热；口咸，多为肾虚。

5. 问二便

（1）大便：健康人一般每日大便一次，干湿适中，排便畅通，多呈黄色。如大便燥结，排出不畅，便次减少，甚则数日不便，为便秘。便秘为热结肠道、津液不足、阴虚血亏或气虚阳虚所致；泄泻为大肠湿热、食滞胃肠、脾虚湿盛或肾阳虚衰所致。便秘兼发热，腹满尿黄，多为热秘；兼面色苍白，喜热饮，多为寒秘；兼形瘦气短，或妇女产后血虚，或老人血燥津枯，多为虚秘。便次增多，便质稀薄，甚如水样，为泄泻。大便溏泄，腹痛即泻，肛门灼热，小便短赤，多为热泄；腹痛绵绵，腹冷便溏，食欲不振，多为寒泄；黎明前腹痛泄泻，泄后则安，伴腰膝酸冷，称五更泻，多为脾肾阳虚；排便不爽，夹有未消化食物，酸腐臭秽，泻后痛减，多为伤食泻。大便脓血，里急后重，多为湿热痢疾；便血鲜红，先血后便，是近血，多为热伤血络或痔疮、肛裂出血；血色紫黑似柏油，先便后血，是远血，多为瘀血内阻。

（2）小便：小便清长量多，多为寒证；小便黄赤短少，多为热证。尿频急涩痛，排尿不畅，多为膀胱湿热；小便频数清长，或夜尿频繁，或遗尿，或尿失禁，多为肾阳虚或肾气不固。

6. 问睡眠

（1）失眠：经常不易入睡，或多梦易醒、不能再睡，或睡而不酣易惊醒，甚至彻夜不眠，多为心肾不交、心脾两虚、阴虚火旺或邪气干扰导致阳不入阴，神不守舍。

（2）嗜睡：不分昼夜睡意浓厚，经常不自主地入睡，多为脾气亏虚、痰湿困脾或心肾阳虚导致阳气不能升发上荣。

7. 问经带

（1）月经：问月经主要询问月经的周期，行经的天数，月经的量、色、质，以及有无痛经或闭经等情况，还要询问末次月经日期，以及初潮或绝经年龄。月经先期，多为气虚或血热；月经后期，多为寒凝或血虚；月经先后不定期，多为肝气郁滞或脾肾虚损；月经过少，多为血虚或瘀血；月经过多，多为气虚或血热。

痛经，多为气血两虚、气滞、血瘀、寒凝、阳虚；闭经，多为气血亏虚、气滞血瘀或寒凝痰阻。非经期阴道出血，势急量多者为崩，势缓量少者为漏，合称崩漏，多为热伤冲任、瘀阻冲任或脾肾气虚。

（2）带下：正常女性阴道内有少量、无色、无味的透明分泌物，有润泽阴道的作用。带下量多色白、质稀如涕、淋漓不绝，多为寒湿下注；带下量多色黄、黏稠臭秽，多为湿热下注。

8. 问小儿　小儿脏腑娇嫩，形气未充，肝常有余，脾常不足。问诊小儿时除一般问诊内容外，主要通过询问家长了解小儿出生前后情况，预防接种、传染病史和传染病接触史，以及小儿常见致病原因，如有无外感邪气、有无伤食、有无受到惊吓等。

四、切　　诊

切诊，包括脉诊和按诊两部分，是医生用手对患者体表的一定部位进行触、摸、按、压，借以了解病情，辨别病证的方法。

（一）脉诊

脉诊，又称切诊，是中医独特的诊断方法。医者用指腹触按患者的脉搏，体察脉象，以了解病情，辨别病证。

1. 脉诊的部位　脉诊常用“寸口诊法”。寸口，又称“气口”“脉口”，其位置在腕后桡动脉搏动处，分寸、关、尺三部，以桡骨茎突为标志，其稍内侧动脉搏动处定关，关前为寸，关后为尺（图 5-3）。两手各有寸、关、尺三部，共六部脉，分候不同的脏腑，左寸候心、左关候肝胆、左尺候肾；右寸候肺、右关候脾胃、右尺候肾（命门）。

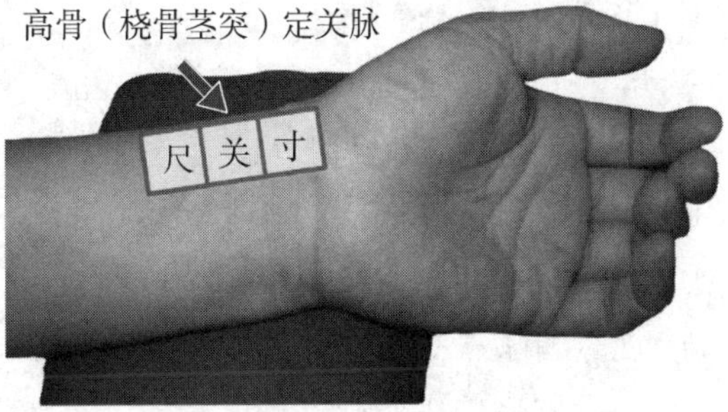

图 5-3　切口诊法切脉布指

2. 脉诊的方法

（1）体位：患者取坐位或仰卧位，前臂平放与心脏近于同一水平，直腕仰掌，腕背下垫脉枕，使气血运行无阻。

（2）指法：医者和患者侧向坐，医者以左手诊患者右脉，以右手诊左脉。医者中指定关部，示指按寸部，无名指定尺部，三指呈弓形，指端平齐，以指腹切按脉体。布指疏密要和患者身高相适应，总以适中为度。

（3）运指：医者用轻、中、重三种不同的指力诊脉，称为浮取、中取、沉取，又名为举、按、寻，诊脉时必须仔细体会举、按、寻之间的变化。寸、关、尺三部，每部均有浮、中、沉三候，合称三部九候。三指平布同时切脉为总按，重点了解一部脉象可单手指候脉为单按，两者常配合使用。

（4）时间：以清晨平静状态最佳；其他时间诊脉，让患者休息片刻，使气血平静后再诊。一呼一吸为一息，诊脉时医者的呼吸要自然均匀，根据呼吸计算患者脉搏至数。每次诊脉时间以 2 ～ 3 分钟为宜，应不少于 1 分钟。

3. 正常脉象　又称平脉、常脉。一息 4 ～ 5 至（70 ～ 80 次 / 分），不浮不沉，不大不小，三部有脉，从容和缓，柔和有力，节律均匀，尺脉沉取有一定力量。

平脉主要有三个特点，即有胃、有神、有根。有胃，提示脾胃功能健旺，脉象从容、和缓、流利；有神，提示心神健旺，脉象柔和有力、节律整齐；有根，提示肾气充足，尺脉有力、沉取不绝。

正常脉象会受性别、年龄、体格、情绪、饮食、劳逸、季节气候、地理环境等因素的影响而发生相应的生理变化。个别人的脉象不见于寸口部位，而见于寸口的背侧，称为反关脉；如脉从尺部斜向手背，称为斜飞脉，两者均为桡动脉的生理位置变异，不属病脉。

考点　正常脉象的特点

4. 常见病脉及主证（表 5-1）

表 5-1 常见病脉及主证

分类	名称	脉象	主证
脉位	浮脉	轻取即得，重按稍减	主表证（有力为表实证，无力为表虚证）
	沉脉	轻取不应，重按始得	主里证（有力为里实证，无力为里虚证）
脉率	迟脉	脉来迟缓，一息不足 4 至	主寒证（有力为实寒证，无力为虚寒证）
	数脉	脉来急促，一息 5 至以上	主热证（有力为实热证，无力为虚热证）
脉力	虚脉	三部脉举之无力，按之空虚	主虚证，多见于气血两虚
	实脉	三部脉举按均有力	主实证
脉形	洪脉	脉形宽大，如波涛汹涌，来盛去衰	主热盛
	细脉	脉细如线，应指明显	主气血两虚，诸虚劳损，湿证
流利度	滑脉	往来流利，应指圆滑，如珠走盘	主痰饮，食积，实热
	涩脉	往来艰涩不畅，如轻刀刮竹	主精亏血少，气滞血瘀
紧张度	弦脉	端直以长，如按琴弦	主肝胆病，痰饮，痛证
	紧脉	脉来绷急，状如牵绳转索	主寒证，痛证
脉律	促脉	脉来急数，时有一止，止无定数	主阳热亢盛，气血痰食郁滞
	结脉	脉来缓慢，时有一止，止无定数	主阴盛气结，寒痰血瘀
	代脉	脉来缓慢，时有一止，止有定数，良久方来	主脏气衰微，风证，痛证

（二）按诊

按诊，是医者用手直接触摸或按压患者肌肤、手足、脘腹等部位，以了解局部冷热、润燥、软硬、压痛、肿块或其他异常变化来诊察疾病的方法。

1. 按肌肤　主要了解全身肌肤的寒热、润燥、肿胀等。肌肤灼热，多为热证；肌肤清冷，多为寒证；肌肤湿润，多为汗出或津液未伤；肌肤干燥，多为无汗或津液已伤；肌肤甲错，多为内有血瘀；肌肤肿胀，按之凹陷不起，多为水肿；肌肤肿胀，按之随手而起，为气肿。

2. 按手足　主要了解手足寒热情况。手足俱冷，多为阳虚或寒盛；手足俱热，多为热盛；手足心热，多为阴虚内热。

3. 按脘腹　主要了解脘腹有无压痛及腹内有无包块。脘腹疼痛，按之痛减，局部柔软，多为虚证；按之痛剧，局部坚硬，多为实证。腹中肿块推之不移，痛有定处，按之有形，为癥积，病属血分；肿块推之可移，痛无定处，时聚时散，为瘕聚，病属气分。

第 2 节　辨　证

辨证，是在中医基础理论指导下，运用整体观念，用望、闻、问、切四诊收集患者的症状、体征、病史等资料进行综合分析，从而判断疾病的病因、病变的部位、性质和邪正盛衰等情况，以确定疾病证候的过程。辨证是中医认识和诊断疾病的方法，也是中医有别于西医的精髓所在。

辨证的方法有很多，如八纲辨证、脏腑辨证、六经辨证、卫气营血辨证、三焦辨证等。这些辨证方法各有特点，相互独立又相互联系、相互补充。本章节将主要介绍八纲辨证与脏腑辨证，其中八纲辨证是各种辨证的总纲，脏腑辨证是临床各科辨证的基础。

一、八纲辨证与护理

案例 5-2

刘某，女，48 岁。失眠 1 月余，伴潮热、盗汗、口干口苦、五心烦热。近半年来月经前后不定期，量少，色暗，有血块，纳差，二便调。舌红苔少，脉细数。

问题：根据八纲辨证，该患者属于何证？

八纲，即表、里、寒、热、虚、实、阴、阳八个辨证纲领。八纲辨证，是通过对四诊所取得的病情资料，根据病位的深浅、病邪的性质、邪正的盛衰、病证的类别等多方面情况，加以综合分析，归纳为八类不同的证候。

考点 八纲的概念

（一）表里辨证与护理

表里，是辨别病位深浅、病情轻重和病势趋向的两个纲领。

1. 表证　是六淫、疫疠等病邪经皮毛、口鼻侵入身体时所产生的证候，为外感病的初起阶段。表证有起病急、病程短、病位浅的特点。

（1）临床表现：恶寒或恶风，发热，咽喉痒痛，鼻塞流涕，咳嗽，头身疼痛，舌苔薄白，脉浮等。

（2）辨证要点：表证多有外感病史，以恶寒发热并见，苔薄，脉浮等症状为辨证的主要依据。

（3）护理要点：表证患者卫表不固，应防止风寒之邪再次侵犯，不宜直接吹风。表虚汗多者应及时更换衣物，避免汗出当风。病室需经常通风换气，保持病室空气新鲜，寒冷季节注意保持室温。本类患者饮食方面宜以清淡、易消化的饮食为主，如稀粥、面汤等，忌荤腥油腻、生冷滋腻之品。注意做好生活起居护理及精神调护，应嘱咐患者注意休息，发热者宜卧床，热退后可适当增加户外运动，增强机体抗病能力。

2. 里证　是疾病深入脏腑、气血、骨髓所表现的证候，与表证相对而言，即非表证的一切证候都属于里证，范围广泛，临床表现多样。里证多见于外感病的中后期阶段，或见于内伤杂病，具有起病缓、病程较长、病位深、病情较重的特点。

（1）临床表现：里证的病因复杂，范围极为广泛，症状繁多，如胸腹部各种不适，饮食二便失调，精神、情志及舌脉异常等。

（2）辨证要点：里证与表证相对而言，不同的里证可表现为不同的症状，舌脉易见明显改变，需要具体问题具体分析。

（3）护理要点：里证临床表现错综复杂，必须密切观察病情，随时注意病情的变化，根据病情及临床治法不同加以调护。本类患者饮食护理方面宜采用温补或清补类膳食。里证病情较重，病程相对较长，须注意情志调护，临床上还可配合针灸、推拿、气功等调护方法。

（二）寒热辨证与护理

寒热，是辨别疾病性质的两个纲领，主要反映机体的阴阳盛衰。

1. 寒证　是感受寒邪或阳虚所表现的一类证候。寒证多因外感寒邪，或过食生冷，或内伤久病，阳气不足，阴寒内盛所致。

（1）临床表现：面色苍白，恶寒喜暖，手足厥冷，口淡不渴，小便清长，大便稀溏，舌淡，苔白润滑，脉沉迟或沉紧。

（2）辨证要点：寒证以冷、白、清、润、迟等症状为辨证的主要依据。

（3）护理要点：寒证患者以驱寒保暖为主，病室内保持适宜的温度，增加衣被，指导患者注意气候变化，以防风寒侵袭。本类患者饮食护理宜采用温补类膳食，进食清淡易消化食物，忌食生冷油腻之品，汤药宜热服。做好情志调护。可配合灸法护理，取穴足三里、三阴交、中脘、关元等。

2. 热证　是感受热邪或阳盛阴虚所产生的一类证候。

（1）临床表现：面红目赤，发热喜凉，手足烦热，烦躁不宁，痰、涕黄稠，吐血，衄血，小便短赤，大便干结，舌红苔黄燥，脉数等。

（2）辨证要点：热证以热、赤、黄、稠、干、数等症状为辨证的主要依据。

（3）护理要点：热证患者的病室宜通风凉爽，但高热的患者应卧床休息，避免直接吹风。本类患者饮食护理宜选用清淡、凉性、寒性食材，鼓励患者多饮水，食用新鲜的蔬菜水果，忌食辛辣、煎炸之品。每 4 小时或遵医嘱测量体温、脉搏一次，密切观察出汗情况、神志情况及皮肤是否有斑疹出现，及时将病情变化反映给医生。

（三）虚实辨证与护理

虚实，是辨别邪正盛衰的两个纲领，主要反映病势的缓急。

1. 虚证　是指人体正气虚弱，抵抗力低下，功能减退所致的一类病证。

（1）临床表现：面色苍白，精神萎靡，形体消瘦，身倦乏力，心悸气短，失眠健忘，五心烦热，自汗或盗汗，小便失禁，大便稀溏，舌淡少苔，脉虚无力等。

（2）辨证要点：虚证临床上常分为气虚、血虚、阴虚、阳虚四种主要证型。

1）气虚证：是机体元气不足，脏腑功能衰退所表现的证候。

临床表现：面色无华，少气懒言，语声低微，乏力易倦，自汗，气短，活动后加重，舌质淡，脉虚等。

2）血虚证：是机体血液不足，脏腑经络失其濡养所表现的证候。

临床表现：面色苍白或萎黄，唇、甲、眼睑、黏膜色淡白，头晕眼花，心悸失眠，手足麻木，妇女可见月经量少、月经后期或闭经，舌淡白，脉细无力等。

3）阴虚证：是机体阴液亏损，阴不制阳，虚火上炎所表现的证候。

临床表现：潮热盗汗，颧红，五心烦热，口干咽燥，形体消瘦，舌质红，少苔或无苔，脉细数等。

4）阳虚证：是机体阳气不足，失其温煦、推动，脏腑功能衰退所表现的证候。

临床表现：面色㿠白，形寒肢冷，神疲乏力，自汗，口淡不渴或渴喜热饮，小便清长，大便稀溏，舌淡胖，苔白，脉沉迟等。

（3）护理要点：虚证患者多为病久不愈者，机体呈衰弱状态，宜静卧休养，病室宜静雅，室温宜偏暖，嘱患者注意气候变化，避免六淫侵袭。本类患者食疗宜选用温补食材，气虚证宜选用黄芪、山药等；血虚证宜选用红枣、桂圆等；阴虚证宜选用西洋参、百合等；阳虚证宜选用巴戟天、羊肉等。口服汤药宜在早晚空腹温服，更好吸收补益成分。虚证患者宜加强情志调护，保持精神舒畅，作息规律，配合养生疗法，练习太极拳或气功等锻炼身体。

2. 实证　是指邪气亢盛，正气未衰所产生的一系列以邪气亢盛、有余为特征的病证。

（1）临床表现：呼吸气粗，痰涎壅盛，脘腹胀满、疼痛拒按，神志昏迷，小便短赤，大便秘结，舌质苍老，苔厚腻，脉实有力等。

（2）辨证要点：邪气性质及所侵犯部位不同，会形成不同的临床表现，辨证以不同邪气的致病特点为主要依据。

（3）护理要点：严密观察实证患者病情变化，如发热、神志、汗出、食欲、二便、斑疹、出血、舌象、脉象等情况，详细记录体温、呼吸、血压的变化情况，及时反映给医生。对于生活上不能完全自理的患者，应协助搞好个人卫生，做好精神调护。本类患者宜进食营养丰富、易于消化的膳食，可鼓励患者进食新鲜的蔬菜、水果等。实证病情较急时，可配合针灸、推拿等治法。

（四）阴阳辨证与护理

阴阳，是辨别疾病属性的两个纲领。疾病的证候虽然错综复杂，但归纳起来可分为阴证和阳证两大类。表证、热证、实证属于阳证；里证、寒证、虚证属于阴证。由于阴阳可概括其余六纲，故称阴阳是八纲中的总纲。

1. 阴证　是阳气虚衰，阴寒内盛所表现出的证候。

（1）临床表现：畏寒肢冷，面色苍白，精神萎靡，气短懒言，口淡不渴，大便稀溏，小便清长，舌淡胖嫩苔白润，脉沉迟无力等。

（2）辨证要点：阴证以里证、虚证、寒证的辨证要点为主要依据。

（3）护理要点：参照里证、虚证、寒证的护理要点。

2. 阳证　是阳气亢奋，邪热炽盛所表现出的证候。

（1）临床表现：身热面赤，精神烦躁，气粗声高，口渴喜冷饮，呼吸气粗，小便短赤，大便秘结，舌红绛，苔黄，脉滑数有力等。

（2）辨证要点：阳证以表证、实证、热证的辨证要点为主要依据。

（3）护理要点：参照表证、实证、热证的护理要点。

二、脏腑辨证

脏腑辨证，是以脏腑生理、病理特点为基础，将四诊所收集的病史资料，进行综合分析，从而判断疾病所在的脏腑、病因、病性的一种辨证方法，是整个辨证体系中的重要组成部分。脏腑辨证的体系比较完整，每个脏腑有独特的生理功能、病理表现和证候特征，有利于对病位的判断，并能与病性有机结合，从而形成完整的证候诊断。脏腑辨证，是临床上最常用的辨证方法，也是临床各科辨证的基本方法。

（一）心与小肠病辨证（表5–2）

表5-2 心与小肠病辨证

证型	临床表现	辨证要点
心气虚	心悸怔忡，胸闷气短，活动后加重，面色淡白，自汗，舌淡苔白，脉虚	气短，自汗，舌淡苔白，脉虚
心阳虚	心悸怔忡，心胸憋闷疼痛，畏寒肢冷，气短乏力，自汗，面色㿠白，舌淡胖，苔白滑，脉微或沉迟无力	畏寒肢冷，舌淡胖，苔白滑
心血虚	心悸，失眠多梦，头晕，面色苍白或萎黄，唇甲色淡，舌淡白，脉细弱	心悸，头晕，舌淡白
心阴虚	心悸怔忡，失眠多梦，五心烦热，午后潮热，盗汗，颧红，舌红苔少，脉细数	五心烦热，盗汗，舌红苔少
心脉瘀阻	心胸憋闷疼痛，痛引左肩臂，心悸心慌，冷汗淋漓，时发时止，舌紫暗有瘀斑、瘀点，脉涩或结代	胸痛引左肩臂，舌紫暗有瘀斑、瘀点
心火亢盛	心烦失眠，烦躁谵语，面赤口渴，口舌生疮，溲黄便干，舌尖红绛，脉数有力	失眠，口舌生疮，舌尖红绛
小肠热盛	心烦失眠，渴喜冷饮，口舌生疮，尿赤尿痛，舌红苔黄，脉数	失眠，口舌生疮，尿赤尿痛，舌红苔黄

（二）肺与大肠病辨证（表5–3）

表5-3 肺与大肠病辨证

证型	临床表现	辨证要点
肺气虚	咳喘无力，少气懒言，咳痰清稀，语声低怯，自汗，畏风，容易感冒，神疲体倦，舌淡苔白，脉虚	气短，自汗，易感冒，舌淡
肺阴虚	干咳无痰，或痰少而黏，或痰中带血，口干咽燥，潮热盗汗，颧红，形体消瘦，舌红苔少，脉细数	干咳，潮热盗汗，舌红苔少
风寒束肺	咳嗽，咳痰清稀，或鼻塞，流清涕，恶寒微发热，无汗，头身痛，舌苔薄白，脉浮紧	咳痰清稀，流清涕，苔薄白
风热犯肺	咳嗽，咳痰黏稠色黄，咽痛，微恶风寒，身热，鼻塞流黄浊涕，舌边尖红，苔薄黄，脉浮数	咳嗽痰黄，咽痛，流黄浊涕，苔薄黄
燥邪犯肺	干咳少痰，痰黏难咳，鼻、口、咽干燥，舌干，苔薄，脉浮细	干咳，痰少而黏，舌干
痰热壅肺	咳嗽，痰黄稠量多，或带腥臭脓血，高热，烦渴，胸痛胸闷，舌红苔黄腻，脉滑数	咳嗽，痰黄而多，苔黄腻
大肠湿热	腹痛，下利黏液脓血，里急后重，或暴注下泻，肛门灼热，小便短赤，舌红，苔黄腻，脉滑数	腹痛，里急后重，苔黄腻

（三）脾与胃病辨证（表 5–4）

表 5-4 脾与胃病辨证

证型	临床表现	辨证要点
脾气虚	腹胀，食后尤甚，纳差懒言，便溏肢倦，面色萎黄，舌淡苔白，脉缓弱	腹胀，纳差，便溏，面色萎黄，肢倦，舌淡苔白
中气下陷	脘腹坠胀，便意频频，肛门重坠，或久泻久痢不止，甚或脱肛，或内脏下垂，伴气短乏力，食少便溏，面色无华，舌质淡，苔白，脉虚弱	脾气虚证候，伴腹坠感，内脏下垂
脾不统血	便血、尿血、肌衄、鼻衄、齿衄，或妇女月经量多、崩漏，出血色淡，伴纳差便溏，少气懒言，神疲乏力，面白无华，舌质淡，脉细弱	脾气虚证候，伴各种出血症状
脾胃虚寒	脘腹冷痛、隐痛、喜暖喜按，食欲不振，大便稀溏，舌淡苔白，脉沉迟	脘腹冷痛、喜暖喜按，苔白
胃火炽盛	胃脘部灼痛，消谷善饥，口臭，牙龈肿痛，渴喜冷饮，溲黄便干，舌红苔黄，脉滑数	胃脘部灼痛，口臭，消谷善饥，舌红苔黄
胃阴不足	胃脘部隐隐灼痛，饥不欲食，干呕呃逆，口燥咽干，小便短少，大便干结，舌红少津，脉细数	胃脘部隐隐灼痛，饥不欲食，口干，舌红少津
食滞胃脘	胃脘胀满而疼痛拒按，厌食，嗳腐吞酸，泻下臭如败卵，舌苔厚腻，脉滑	嗳腐吞酸，泻下臭如败卵，苔厚腻

（四）肝与胆病辨证（表 5–5）

表 5-5 肝与胆病辨证

证型	临床表现	辨证要点
肝气郁结	胸胁或少腹胀痛，胸闷，善太息，情绪不稳定，易怒，妇女经前乳房、小腹胀痛，月经不调，舌苔薄白，脉弦	胸胁痛、腹痛与情志相关，脉弦
肝血虚	头晕目眩，面色苍白，肢体麻木，筋脉拘急，视物模糊，爪甲不荣，女子月经量少色淡，舌淡，脉细	头晕目眩，面色苍白，视物模糊，月经量少色淡，舌淡
肝火炽盛	头晕胀痛，面红目赤，急躁易怒，口干口苦，小便黄，大便秘结，舌红苔黄，脉弦数	目赤，易怒，口苦，舌红苔黄
肝阳上亢	眩晕耳鸣，头目胀痛，面红目赤，急躁易怒，失眠多梦，头重足轻，腰酸膝软，舌红少津，脉弦	眩晕，头重足轻，腰酸，舌红少津
肝风内动	头痛眩晕，肢体震颤，语言謇涩，手足麻木，步履不稳，舌红苔白或腻，脉弦细有力。甚或突然昏倒，不省人事，口眼㖞斜，半身不遂，舌强不语	中风症状，甚或突然昏倒，不省人事

（五）肾与膀胱病辨证（表 5–6）

表 5-6 肾与膀胱病辨证

证型	临床表现	辨证要点
肾气虚	腰酸膝软，小便频数清长，遗尿，小便失禁或余沥不尽，夜尿多，滑精早泄，白带清稀，胎动易滑，舌质淡，苔白，脉沉弱	小便失禁，滑精早泄，白带清稀，胎动易滑，舌淡苔白，脉沉弱
肾阳虚	面色淡白，畏寒肢冷，腰酸膝冷，眩晕耳鸣，神疲乏力，男子阳痿早泄，女子不孕，夜尿多，舌淡苔白，脉沉弱	畏寒肢冷，夜尿频多，生殖功能减弱，舌淡苔白，脉沉弱
肾阴虚	眩晕耳鸣，失眠健忘，腰酸膝软，发白早脱，五心烦热，潮热盗汗，男子遗精，女子闭经，舌红少苔，脉细数	腰膝酸软，五心烦热，潮热盗汗，舌红少苔，脉细数
肾不纳气	久病咳喘，呼多吸少，气不得续，动则喘甚，自汗神疲，声音低怯，腰酸膝软，舌淡苔白，脉沉弱	久患咳喘，动则喘甚，舌淡苔白，脉沉弱
膀胱湿热	尿频，尿急，尿痛，尿色黄赤，或尿中见砂石，小便短少，时见尿血，伴发热、腰痛，舌红苔黄腻，脉滑数	尿频，尿急，尿痛，舌红苔黄腻

（六）脏腑兼病辨证（表 5–7）

表 5-7 脏腑兼病辨证

证型	临床表现	辨证要点
心肾不交	心烦失眠，惊悸健忘，头晕耳鸣，腰酸膝软，梦遗，口干咽燥，五心烦热，潮热盗汗，便结尿黄，舌红少苔，脉细数	心火旺盛证候加肾阴亏虚证候
心脾两虚	心悸怔忡，健忘，头晕，失眠多梦，食欲不振，腹胀，便溏，神疲乏力，月经量少色淡，面色萎黄，舌淡嫩，脉弱	心血不足证候加脾气虚弱证候
肝胆湿热	胁肋部胀痛或灼热，面目周身发黄，口苦，纳呆，或伴寒热往来，阴痒，带下黄臭，苔黄腻，脉弦	身黄，口苦，带下黄臭，苔黄腻
肺脾气虚	食欲不振，腹胀便溏，久咳不止，气短而喘，咳痰清稀，面部虚浮，下肢微肿，声低懒言，神疲乏力，面白无华，舌淡苔白滑，脉弱	脾气虚证候加肺气虚证候
脾肾阳虚	下腹冷痛，久泻久痢，畏寒肢冷，腰膝冷痛，或全身水肿，小便不利，面色㿠白，舌淡胖，苔白滑，脉沉迟无力	脾阳虚证候加肾阳虚证候

自测题

单项选择题

1. 在病情观察中，中医四诊是
   A. 望、触、叩、听
   B. 望、触、问、切
   C. 望、闻、问、切
   D. 触、摸、按、压
   E. 触、摸、叩、听
2. 望神的重点是观察
   A. 面色　B. 目光　C. 神情
   D. 体态　E. 呼吸

3. 不属于青色面色主病的是
   A. 寒证 B. 痛证 C. 血瘀证
   D. 惊风 E. 热证
4. 小儿指纹鲜红主
   A. 外感风寒 B. 里热实证
   C. 痛证 D. 血络郁闭
   E. 脾虚疳积
5. 脏腑在舌面的分布中，舌中属
   A. 心 B. 肺 C. 肝
   D. 脾 E. 肾
6. 舌体胖大，边有齿痕主
   A. 心阴不足 B. 肝血亏虚
   C. 肺阴亏虚 D. 脾虚湿盛
   E. 肾精不足
7. 恶寒重发热轻，常见于
   A. 里寒证 B. 表寒证 C. 表热证
   D. 里热证 E. 半表半里证
8. 睡则汗出，醒则汗止，称为
   A. 大汗 B. 自汗 C. 盗汗
   D. 战汗 E. 绝汗
9. 疼痛且胀，时发时止，其病机为
   A. 气滞 B. 血瘀 C. 寒凝
   D. 热郁 E. 湿阻
10. 左手寸关尺三部脉一般候
   A. 心肺肝 B. 肺脾命门
   C. 心脾肾 D. 肺肝肾
   E. 心肝肾
11. 以下临床表现属于里证的是
   A. 腹痛 B. 恶寒 C. 发热
   D. 苔薄白 E. 脉浮
12. 患者面目周身发黄，口苦，纳呆，舌红苔黄腻，脉弦。辨证为
   A. 肝阳上亢 B. 肝胆湿热
   C. 肝气郁结 D. 肝火炽盛
   E. 肝风内动
13. 以下哪一项不属于八纲
   A. 阴阳 B. 表里 C. 气血
   D. 寒热 E. 虚实
14. 八纲辨虚实主要是
   A. 辨病位的深浅 B. 辨病邪的性质
   C. 辨阴阳的属性 D. 辨邪正之盛衰
   E. 以上均不是
15. 以下临床表现属于寒证的是
   A. 小便短赤 B. 大便秘结
   C. 烦躁 D. 畏寒肢冷
   E. 面红目赤

（王　蓉　赵晓沁）

第6章
中药与方剂

中药与方剂是中医治疗疾病的主要手段，中药的用药护理是护理工作的重要内容。护理工作者必须了解中药的基本知识，掌握中药的给药途径、用法、剂量、时间、用药禁忌等内容，才能为患者提供正确的用药护理。

第1节 中药基础知识

我国疆域辽阔，分布着种类繁多，产量丰富的天然药物资源，主要包括植物类、动物类和矿物类药物。天然药物以植物类药物占大多数，应用最多，故称为本草，又称中药。

一、中药的性能

中药的性能，是指与中药治疗作用有关的性质和功能，主要包括四气五味、升降浮沉、归经及毒性等内容。

1. 四气 又称四性，是指药物的寒、热、温、凉四种药性，是从药物作用于人体所发生的反应概括出来的。凡能够减轻和消除热证的药物，药性一般属于寒性或凉性，如金银花、蒲公英、板蓝根等；凡能够减轻和消除寒证的药物，药性一般属于热性或温性，如麻黄、干姜、肉桂等。有些药物寒热属性不明显，作用缓和，称为平性药，如茯苓、猪苓等。

2. 五味 是指辛、甘、酸、苦、咸五种基本药味。此外，还有淡味和涩味。五味代表药物作用的特点，药味不同则作用不同。

辛：能散、能行，具有发散、行气、行血等作用。一般治疗表证的药物，如麻黄、薄荷等；治疗气血阻滞的药物，如木香、红花等，都属辛味。

甘：能补、能缓、能和，具有补益、缓急止痛、调和药性、和中的作用。如补气的人参，滋补精血的熟地黄，缓急的蜂蜜，和中的麦芽，调和的甘草，都属甘味。某些甘味药还具有解药食中毒的作用，如甘草、绿豆等。

酸：能收、能涩，具有收敛固涩的作用。酸味药多用于体虚多汗，久泻久痢，肺虚久咳，遗精滑精，尿频遗尿等。如涩精、止汗的山茱萸、五味子，涩肠止泻的五倍子，敛肺止咳、涩肠止泻的乌梅，都属酸味。

苦：能泄、能燥、能坚，具有泻火、燥湿、降逆的作用。如通泄的大黄，清泄的栀子，燥湿的黄连、黄芩，降泄肺气的杏仁，都属于苦味。

咸：能软、能下，具有软坚散结和泻下作用，多用于瘰疬、瘿瘤、痰核等。如海藻、昆布、鳖甲、芒硝等，都属于咸味。

此外，涩味药物，能收敛固涩，与酸味药物作用相似而不尽相同。如莲子具有固精止带作用，龙骨、牡蛎具有涩精作用等，但不具有酸味药的生津作用。淡味药物，能渗、能利，具有利水渗湿作用，多用于治疗水肿、小便不利等，如茯苓、猪苓、薏苡仁等。

考点 四气、五味的含义及作用

3. 升降浮沉　是指药物作用的趋向性。升，指上升；降，指下降；浮，指发表发散；沉，指沉降。通常分为升浮和沉降两类。一般具有升阳发表、祛风散寒、涌吐、开窍等功效的药物，都能上行向外，药性升浮；具有泻下、清热、利水渗湿、重镇安神、潜阳息风、降逆止呕、止咳平喘等功效的药物，能下行向内，药性沉降。

此外，升降浮沉与药物的性味、质地轻重、炮制及配伍有着密切的关系。一般来说，药性属温热，味属辛、甘的药物，多为升浮之品；药性属寒凉，味属酸、苦、咸的药物，多为沉降之品。质地轻的花、叶类药物大多升浮，质地沉重的矿石、贝壳类药物大多沉降，但有少数例外，如旋覆花升而能降。

用药时，病位在表、在上者，宜用升浮药；病位在下者，宜用沉降药；病势上逆者，宜降不宜升；病势下陷者，宜升不宜降。

4. 归经　是指药物作用的部位。归经主要是指药物对某经（脏腑及经络）发生明显作用，对其他经则作用较小或没有作用。归经是以脏腑经络理论为基础，以其所治疗病证为依据而确定的。心主神志，当出现精神、思维、意识异常的证候表现，如昏迷、癫狂、健忘等，可以推断为心的病变。能缓解或消除上述病证的药物，有开窍醒神的麝香、镇静安神的朱砂和补气益智的人参，均归心经。

掌握归经理论，有助于提高用药的准确性。正如徐灵胎所说“不知经络而用药，其失也泛，必无捷效”。

5. 毒性　是指药物对机体的损害性。西汉以前是以毒药作为一切药物的总称，《内经》七篇大论中，有大毒、常毒、小毒等论述，《神农本草经》提出了有毒、无毒的区分，现代中药的毒性可分为大毒、有毒和小毒。

毒性反应与副作用不同，它对人体的危害性较大，甚至可以危及生命。有毒药物的治疗剂量与中毒剂量比较接近或是相当，所以治疗用药时安全度小，易引起中毒反应。无毒药物安全度较大，但并非绝对不会引起中毒反应。人参、艾叶、知母等皆有产生中毒反应的报告，这与剂量过大或服用时间过长有着密切的关系。

毒性反应是临床用药时应当尽量避免的，毒性的产生与药物贮存、加工炮制、配伍、剂型、给药途径、用量、使用时间的长短，以及患者的体质、年龄、证候性质等都有密切的关系。

考点 毒性的含义及影响因素

二、中药的用法

中药的用法包括配伍、用药禁忌、剂量、煎煮方法和服药方法等内容。

1. 中药的配伍　配伍，是指根据病情的需要和药物的性能，有选择地将两种或两种以上药物配合在一起使用。前人把单味药的应用和药物的配伍归纳为中药七情。

（1）单行：单用一味中药来治疗某种病性单一的疾病。单行具有药力专一、简便廉验的特点，如独参汤。

（2）相须：两种性能和功效相似的中药配合应用，能明显增强原有药物的功效。如石膏配知母，能增强清热泻火作用。

（3）相使：两种性能功效在某些方面有共性的药物配合使用，以一种中药为主、另一种中药为辅，辅药能提高主药的功效。如补气利水的黄芪与利水健脾的茯苓配伍时，茯苓能提高黄芪补气利水的作用。

（4）相畏：一种中药的毒性或副作用会被另一种中药降低或消除。如生半夏、生天南星畏生姜，即生半夏、生天南星的毒性能被生姜减轻或消除。

（5）相杀：一种中药能减轻或消除另一种中药的毒性或副作用。如绿豆可以解巴豆的毒性，称绿豆杀巴豆。相畏和相杀实际上是同一种配伍关系的两种提法。

（6）相恶：两种中药合用，一种中药能使另一种中药原有功效降低，甚至丧失。如人参恶莱菔子，莱菔子能削弱人参的补气作用。

（7）相反：两种中药合用，能产生或增强毒性或副作用。如十八反的药物。

上述配伍里，除单行外，相须、相使在临床上应用最为广泛，有利于提高药效。相畏和相杀实际上是同一种配伍关系的两种提法。相杀、相畏是应用有毒性药物时考虑的配伍关系。相恶、相反一般为临床禁忌，原则上应避免配用。

2. 用药禁忌　中药的用药禁忌主要有配伍禁忌、妊娠禁忌、证候禁忌、服药禁忌。

（1）配伍禁忌：某些药物配合使用时，会产生或增强毒副作用，或破坏和降低原来药物的药效，应当避免。古人总结为十八反、十九畏。

十八反：甘草反甘遂、大戟、海藻、芫花；乌头反瓜蒌、贝母、半夏、白蔹、白及；藜芦反人参、沙参、西洋参、党参、苦参、丹参、玄参、细辛、芍药。

链接

十八反歌诀

本草明言十八反，半蒌贝蔹及攻乌，藻戟遂芫俱战草，诸参辛芍叛藜芦。

十九畏：硫黄畏朴硝，水银畏砒霜，狼毒畏密陀僧，巴豆畏牵牛，丁香畏郁金，牙硝畏三棱，川乌、草乌畏犀角，人参畏五灵脂，官桂畏赤石脂。

（2）妊娠禁忌：妇女妊娠期间，有些药物应用不当，对母体或胎儿有损害作用，或可导致流产或早产，应禁用或慎用。

禁用药多系剧毒药，或药性作用峻猛之品，以及堕胎作用较强的药物。如水银、砒霜、马钱子、甘遂、大戟、芫花、巴豆、麝香、水蛭、三棱、莪术等。

慎用药则主要是活血祛瘀药、行气药、攻下药、温里药当中的部分药物。如川芎、红花、桃仁、枳实、枳壳、大黄、芦荟、芒硝、附子、肉桂等。

总的来说，妊娠禁忌的药品，无特殊必要，应尽量避免使用，以免发生事故。如孕妇患病非用不可，则应注意辨证准确，掌握好剂量和疗程，并通过恰当的炮制和配伍，尽量减轻药物对妊娠的危害，做到用药有效而安全。

（3）证候禁忌：是指某些病证应避免使用某种药物。如汗证要避免使用发汗药，寒证要避免使用清热药，热证避免使用温里药，实证避免使用补虚药等。

（4）服药禁忌：服药期间对某些食物的禁忌，简称“忌口”。一般服药期间忌食生冷、油腻、荤腥及刺激性的食物，忌食对病证不利的食物，忌食与药物发生不良反应的食物。

考点 十八反的内容

3. 剂量　用药量，称为剂量，主要指单味中药成人一日用量。明清以来，普遍采用 16 进位制，即 1 斤 =16 两 =160 钱。现在我国对中药生药计量采用公制，即 1kg=1000g。

剂量得当与否，是确保用药安全、有效的重要因素之一，应根据药物的性质、疾病的轻重、患者体质的强弱及药物配伍等情况而决定。

4. 中药煎煮方法

（1）容器：煎药的器具要选用砂锅、瓦罐、陶瓷罐等，其次也可用搪瓷器皿或不锈钢锅。忌用铁、铜、铝等容器。

（2）用水：煎药用水以水质洁净，新鲜无异味为好，一般饮用水均可。加水量一般为将饮片浸泡含水后，液面淹过饮片 2 ～ 3 ㎝为宜。

（3）煎前浸泡：煎药前应用冷水浸泡 30 ～ 60 分钟，有利于其有效成分充分析出。

（4）煎药：宜先武火后文火。武火，即大火；文火，即小火。解表药宜武火急煎，煮沸改用文火煎煮 10 ～ 15 分钟即可；补益药宜文火久煎，煮沸后改文火煎煮 30 ～ 60 分钟；一般药物煮沸后改文火煎 30 分钟即可。一剂药一般可以煎煮 2 ～ 3 次。

（5）取药汁：汤剂煎煮好后，将药液过滤，两次煎煮药汁合在一起共 200 ～ 500ml。

（6）特殊药物煎煮：一般药物可以同时入煎，部分药物煎煮时比较特殊，需要另行处理。

先煎：矿物、贝壳类，药物质地坚硬，药味难出，应打碎先煎 20 ～ 30 分钟，如磁石、石膏、牡蛎、石决明等。毒性较大的药物，为降低或消除毒性，应先煎 45 ～ 60 分钟，再与其他药物同煎，如附子、川乌、草乌等。

后下：气味属芳香类的药物，为防其有效成分挥发，在药即将煎好前 5 ～ 6 分钟放入，如大黄、薄荷、藿香等。

包煎：有绒毛、粉末类、颗粒细小的药物，如旋覆花、辛夷等有绒毛，对咽喉有刺激，应包煎；车前子、葶苈子等药材较细又含淀粉较多，煎煮时容易粘锅、糊化，应包煎。

另煎：贵重药材为更好地煎出有效成分，应另煎，如人参、西洋参等。

烊化：胶质类或黏性较大且易溶解的药物，为防止粘锅煮糊或黏附其他药材而影响药效，需单独加温溶化，如阿胶、龟板胶等。

冲服：某些贵重药末、量少的细料药、汁液性的药物，用煎好的其他药液或开水冲服，如三七粉、牛黄、竹沥、蜂蜜等。

泡服：有效成分易溶于水，久煎易破坏有效成分，可以直接用开水泡服，如胖大海、番泻叶等。

考点 特殊药物的煎煮方法

5. 服药方法　口服，是临床使用中药的主要途径。口服给药的效果，除受剂型等因素影响外，还与服药时间、服药的多少及服药的冷热等服药方法有关。

（1）服药时间：无特殊要求的药物宜在饭后服用。消食药、对胃有刺激的药宜饭后服用；滋补药宜饭前服用；安神药、润肠通便药宜睡前服用；驱虫、攻下、逐水药宜空腹服用。一般药物，无论饭前或饭后服，服药与进食时间都应间隔 1 小时左右，以免影响药效的发挥。

（2）服药剂量：成药按说明服用。汤剂常规每日一剂，每剂分 2 ～ 3 次服用，病情重者，可每隔 4 小时左右服药一次，昼夜不停，使药力持续。5 岁以下的儿童，按成人量的 1/4 服用，6 ～ 10 岁儿童按成人量的 1/2 服用。

（3）服药温度：临床用药时，服药的冷热应具体分析。一般汤剂宜温服，以免过热、过冷对胃肠道产生刺激。寒证用热药宜温服，热证用寒药宜凉服，一般理气、活血、补益、发汗药宜温服，凉血、止血、清热、消暑药宜凉服。

三、常用中药

（一）解表药

凡是以发散表邪为主要功效，常用以治疗表证的药物，称为解表药。其主要用于治疗外感表证，症见发热恶寒，头身疼痛，无汗或有汗，脉浮，或鼻塞流涕，咽痒，咳喘等。

1. 常用解表药　见表 6-1。

表 6-1　常用解表药

类别	药名	性味	功效	应用	用量（g）
辛温解表药	麻黄	辛、微苦，温	发汗解表，宣肺平喘，利水消肿	风寒感冒，咳嗽气喘，风水水肿	2 ～ 9
	桂枝	辛、甘，温	发汗解肌，温经助阳，平冲降逆	风寒感冒，风湿，胸痹	3 ～ 9
	荆芥	辛，微温	祛风解表，透疹消疮，止血	感冒，疹出不透，疮疡	5 ～ 10
	防风	辛、甘，微温	祛风解表，除湿，解痉	感冒，风寒湿痹，破伤风	5 ～ 10
	细辛	辛，温	祛风散寒止痛，温肺化饮，通窍	外感风寒，头痛牙痛，肺寒咳喘，鼻渊	1 ～ 3

续表

类别	药名	性味	功效	应用	用量（g）
辛温解表药	白芷	辛，温	解表，止痛，化湿止带，排脓	风寒感冒，鼻渊，带下，疮疡肿毒	3～10
	生姜	辛，微温	散寒解表，温中止呕，化痰止咳	风寒感冒，胃寒呕吐，寒痰咳嗽	3～10
辛凉解表药	薄荷	辛，凉	疏散风热，透疹，利咽，疏肝行气	外感风热，咽喉肿痛，疹出不透	3～6
	菊花	辛、甘、苦，微温	疏散风热，清肝明目，清热解毒	外感风热，肝热目赤，头痛，疔疮	5～10
	柴胡	辛、苦，微寒	疏散退热，疏肝解郁，升阳举陷	寒热往来，肝气郁结，内脏下垂	3～10
	升麻	辛、微甘，微寒	发表透疹，清热解毒，升举阳气	风热感冒，内脏下垂，疮疡，牙痛	3～10
	桑叶	苦、甘，寒	疏散风热，清肺润燥，平肝明目	风热感冒，头痛咳嗽，目赤肿痛	5～10

2. 解表药的用法及护理

（1）解表药多为辛散之品，不宜久煎。

（2）解表药宜温服，不可过量发汗，中病即止。

（3）服用解表药后，宜多休息、避风寒，清淡饮食，多饮水等。

（4）对于久患疮疡、淋病、失血过多的患者，即使有外感，也要慎用解表药。

（5）注意观察患者发热恶寒、有汗无汗，防止高热抽搐、虚脱或其他并发症。

（二）清热药

凡以清解里热为主要功效，常用以治疗里热证的药物，称为清热药。其主要用于里热所致的身热、面红、口渴饮冷、尿赤、潮热盗汗、舌红、苔黄、脉数等。

1. 常用清热药　见表6-2。

表6-2　常用清热药

类别	药名	性味	功效	应用	用量（g）
清热泻火药	石膏	辛、甘，大寒	清热泻火，除烦止渴，生肌敛疮	壮热烦渴，肺热咳喘，疮疡	15～60
	知母	苦、甘，寒	清热泻火，滋阴润燥	热病烦渴，阴虚发热，肠燥便秘，消渴	6～12
	栀子	苦，寒	清热泻火，利湿除烦，止血	三焦火邪，黄疸，血热吐衄	6～10
	芦根	甘，寒	清热生津，除烦止呕	热病烦渴，肺热咳嗽，胃热呕吐	15～30
	夏枯草	辛、苦，寒	清肝泻火，明目，散结消肿	瘰疬，瘿瘤，目赤肿痛，乳癖	9～15

类别	药名	性味	功效	应用	用量（g）
清热燥湿药	黄芩	苦，寒	清热燥湿，泻火解毒，止血，安胎	痢疾，黄疸，肺热咳嗽，胎动不安，血证	3～10
	黄连	苦，寒	清热燥湿，泻火解毒	高热烦躁，痢疾，消渴，疮痈肿毒	2～5
	黄柏	苦，寒	清热燥湿，泻火解毒，除骨蒸	湿热痢疾，阴虚发热，带下，疮疡湿疹	3～12
	龙胆	苦，寒	清热燥湿，泻肝胆火	肝经热证，黄疸，湿疹，阴痒带下	3～6
	苦参	苦，寒	清热燥湿，杀虫止痒	湿热黄疸，带下，皮肤瘙痒	4.5～9
清热解毒药	金银花	甘，寒	清热解毒，疏散风热	外感风热，热毒疮疡，热毒泻痢	6～15
	连翘	苦，微寒	清热解毒，疏散风热，消肿散结	外感风热，疮疡肿毒，热淋	6～15
	板蓝根	苦，寒	清热解毒，凉血，利咽	温病发热，斑疹，疮痈肿毒	9～15
	蒲公英	苦、甘，寒	清热解毒，消肿散结，利湿通淋	乳痈等痈肿疔毒，热淋，黄疸	10～15
	野菊花	苦、辛，微寒	清热解毒，泻火平肝	痈疽疔毒，咽喉肿痛，目赤肿痛	9～15
清热凉血药	生地黄	甘，寒	清热凉血，养阴生津	热入营血，血热妄行，内热消渴	10～15
	玄参	甘、苦、咸，微寒	清热凉血，滋阴泻火，解毒散结	温热病，咽喉肿痛，痈肿疮毒等	10～15
	牡丹皮	苦、辛，微寒	清热凉血，活血散瘀	热病斑疹，阴虚发热，经闭，痛经，癥瘕	6～12
	赤芍	苦，微寒	清热凉血，散瘀止痛	热入营血，血瘀经闭，疮痈，跌打损伤	6～12
	紫草	甘、咸，寒	凉血活血，解毒透疹	温毒发斑，痈疽疮疡，水火烫伤	5～10
清虚热药	青蒿	苦、辛，寒	清透虚热，凉血除蒸，解暑，截疟	温热病后期，疟疾，阴虚发热	6～12
	地骨皮	甘，寒	凉血退蒸，清肺降火	阴虚发热，肺热咳嗽，血热出血	9～15
	银柴胡	甘，微寒	清虚热，除疳热	阴虚发热，疳积发热	3～9

2. 清热药的用法及护理

（1）清热药苦寒，应中病即止，不可久服。脾胃虚弱、食少泄泻、阴虚体弱、阴津亏虚者慎用。

（2）服本类药者，饮食宜清淡，忌辛辣、油腻之品。

（3）病室宜通风，热病高热不退者，配合物理降温。对有传染性疾病的患者要隔离。

（4）要注意观察患者体温、脉搏、呼吸等情况，以防病情变化。

（三）泻下药

凡以引起腹泻或滑利大肠，促进大便排出为主要功效的药物，常用以治疗大便秘结及多种里实证，称为泻下药。其主要用于里证所致的便秘、水肿、胸胁停饮等。

1. 常用泻下药　见表6-3。

表6-3　常用泻下药

类别	药名	性味	功效	应用	用量（g）
攻下药	大黄	苦，寒	泻下攻积，清热泻火，逐瘀通经	实热内结便秘，热毒疮疡，跌打损伤	3～15
	芒硝	咸、苦，寒	泻下，软结，通便，清火消肿	大便秘结，口疮，目赤疮疡	6～12
	番泻叶	甘、苦，寒	泻下导滞，通便，利水	热结便秘，行水消胀	2～6
润下药	火麻仁	甘，平	润肠通便	肠燥便秘，血亏津枯便秘	10～15
	郁李仁	辛、苦、甘，平	润肠通便，下气利水	肠燥便秘，水肿	6～10
逐水药	甘遂	苦，寒，有毒	泻水逐饮，消肿散结	胸腹积水，热结便秘	0.5～1.5
	大戟	苦，寒，有毒	泻水逐饮，消肿散结	胸腹积水，痰饮，疮疡，瘰疬	1.5～3
	芫花	辛、苦，温，有毒	泻水逐饮，祛痰止咳，杀虫疗疮	胸胁积水，痰饮咳嗽，头疮顽癣	1.5～3

2. 泻下药的用法及护理

（1）攻下药和峻下逐水药峻烈力猛，容易损伤正气，不可过服。年老体弱及妇女胎前产后、月经期等均应慎用。

（2）峻下逐水药能引起剧烈腹泻，多有毒性，在用法、用量、禁忌上必须严格掌握，以保证用药安全。

（3）泻下药宜清晨空腹服，大黄、番泻叶宜后下或泡服；芒硝应冲服。

（4）泻下后注意饮食调养，向患者讲清楚服药后的情况，注意观察大便的质、量、频次等。如腹泻严重的患者，要防止脱水。

（四）祛湿药

凡以祛除风湿、解除痹痛为主要功效的药物，称为祛风湿药；凡以化湿除浊、醒悦脾胃为主要功效的药物，称为芳香化湿药；凡以通利水道、渗利水湿为主要功效的药物，称为利水渗湿药。其主要用于痹证所致的肌肉、经络、关节等处疼痛、重着、麻木、关节肿大、筋脉拘挛、屈伸不利等；风湿日久累及肝肾所致的腰膝酸软无力、疼痛等；水湿内停所致的水肿、小便不利等。

1. 常用祛湿药　见表6-4。

表 6-4 常用祛湿药

类别	药名	性味	功效	应用	用量（g）
祛风湿药	独活	辛、苦，微温	祛风湿，止痹痛，解表	风寒湿痹痛，外感风寒夹湿之表证	3～10
	威灵仙	辛、咸，温	祛风湿，通经络，止痛，消骨鲠	风湿痹痛，骨鲠咽喉	6～10
	秦艽	辛、苦，平	祛风湿，清湿热，止痹痛，退虚热	风湿痹痛，骨蒸潮热，湿热黄疸	3～10
	防己	苦，寒	祛风湿，止痛，利水消肿	风湿痹痛，水肿	5～10
芳香化湿药	苍术	辛、苦，温	燥湿健脾，祛风散寒，明目	脘腹胀满，风湿痹证，风寒夹湿之表证	5～10
	藿香	辛，微温	化湿，解暑，和中，止呕	暑湿证或湿温初起，呕吐	3～10
	厚朴	苦、辛，温	燥湿，行气，消积，消痰平喘	腹胀，梅核气，痰多喘咳	3～10
	砂仁	辛，温	化湿开胃，温中止泻，安胎	脾胃气滞，脾胃虚寒吐泻，胎动不安	3～6
利水渗湿药	茯苓	甘、淡，平	利水渗湿，健脾宁心，安神	水肿，脾虚食少，心悸，失眠	10～15
	猪苓	甘、淡，平	利水渗湿	小便不利，水肿，泄泻，淋浊	10～15
	泽泻	甘、淡，寒	利水渗湿，泄热化浊	小便不利，水肿，泄泻，淋浊	5～10
	薏苡仁	甘、淡，凉	利水渗湿，健脾除痹，排脓散结	泄泻，水肿，痹证	9～30
	车前子	甘，寒	利尿通淋，清肝明目	淋病，泄泻，目赤肿痛	9～15

2. 祛湿药的用法及护理

（1）本类药物性多温燥，易耗伤气阴，故气虚或阴虚血燥者均慎用。

（2）本类药物气味芳香，富含挥发油，入汤剂不宜久煎，以免影响药效。

（五）温里药

凡以温里祛寒为主要功效，常用以治疗里寒证的药物称为温里药。其主要用于治疗里寒所致的畏寒肢冷，口不渴，痰稀色白，冷痛，小便清长，舌淡苔白等。

1. 常用温里药　见表 6-5。

表 6-5 常用温里药

类别	药名	性味	功效	应用	用量（g）
温里药	附子	辛、甘，大热，有毒	回阳救逆，补火助阳，散寒止痛	大汗亡阳，四肢厥逆，肾阳衰弱，寒痹	3～15
	肉桂	辛、甘，大热	补火助阳，散寒止痛，温通经脉，引火归原	肾阳衰弱，寒痹，虚寒吐泻	1～5
	干姜	辛，热	温中散寒，回阳通脉，温肺化饮	亡阳厥逆，脘腹冷痛，寒痰咳喘	3～10
	吴茱萸	辛、苦，热，有小毒	散寒止痛，降逆止呕，助阳止泻	呕吐吞酸，虚寒泄泻，寒滞肝脉之各种痛证	2～5

2. 温里药的用法及护理

（1）温里药性多燥烈，容易伤津耗气，当中病即止。热病、阴虚证者禁用，孕妇慎用。

（2）服用温里药时，应注意保暖，以防复感外寒。

（3）服用本类药者，饮食宜温补，忌食生冷瓜果、油腻不易消化的食物。

（4）附子有毒，宜先煎、久煎；吴茱萸有小毒，不宜多用、久服；肉桂煎煮宜后下。

（六）理气药

凡以疏理气机为主要功效，常用以治疗气机失调之气滞、气逆证的药物称为理气药。其主要用于治疗脾胃气滞所致的脘腹胀痛、嗳气吞酸、恶心呕吐等，以及肝气郁滞所致的头晕目眩、胁肋胀痛、胸闷不舒、疝气疼痛、乳房胀痛、月经不调等。

1. 常用理气药　见表6-6。

表6-6　常用理气药

类别	药名	性味	功效	应用	用量（g）
理气药	陈皮	辛、苦，温	理气健脾，燥湿化痰	脘腹胀痛，湿痰寒痰，咳嗽痰多	3～10
	青皮	辛、苦，温	疏肝破气，消积化滞	肝郁气滞证，食积腹痛	3～10
	枳实	辛、苦、酸，微寒	破气除痞，化痰消积	脾胃气滞，食积证，痰浊停滞	3～10
	木香	辛、苦，温	行气止痛，健脾消食	脘腹胀痛，泻痢后重	3～6
	香附	辛、微苦、微甘，平	疏肝理气，调经止痛	气滞胁痛，腹痛，肝郁气滞，月经不调	6～10

2. 理气药的用法及护理

（1）理气药多辛散温燥，易耗气伤阴，宜中病即止。阴虚、气虚者慎用。

（2）本类药物多辛温芳香，多含挥发油，部分药物宜入丸、散，入汤剂煎煮宜后下。

（3）服用本类药者，饮食宜温和，以助药力，忌食生冷瓜果，以免影响药效。

（七）消食药

凡以消食化积为主要功效，常用以治疗饮食积滞的药物，称为消食药。其主要用于饮食积滞，脘腹胀满，嗳腐吞酸，恶心呕吐，不思饮食，大便失常等。

1. 常用消食药　见表6-7。

表6-7　常用消食药

类别	药名	性味	功效	应用	用量（g）
消食药	山楂	酸、甘，微温	消食健胃，行气化瘀	肉食积滞，泻痢腹痛，痛经	9～12
	神曲	甘、辛，温	消食和胃	饮食积滞证	6～15
	麦芽	甘，平	消食健胃，回乳消胀	米面薯芋食滞，断乳	10～15，回乳60
	莱菔子	辛、甘，平	消食除胀，降气化痰	食积气滞证，咳喘痰多	5～12

2. 消食药的用法及护理

（1）消食药应饭后服用。

（2）服用本类药者，饮食以平补为宜，少食多餐，宜清淡，忌食生冷、油腻之物。

（3）本类药虽药性缓和，但毕竟属于攻伐之剂，不可久服。对气虚食滞者，当以调理脾胃为主。

（4）用人参时忌服莱菔子，哺乳期妇女忌用麦芽。

（八）理血药

凡以调理血分，治疗血分疾病为主要功效的药物，称为理血药。血分疾病有血虚、血热、出血、血瘀四类证型。其中补血药和凉血药已分别列入补益药、清热药中，这里只介绍止血药和化瘀药两类。其主要用于治疗各种出血病证、瘀血证。

1. 常用理血药　见表 6-8。

表 6-8　常用理血药

类别	药名	性味	功效	应用	用量（g）
止血药	大蓟	甘、苦，凉	凉血止血，散瘀解毒消痈	血热出血，热毒痈肿	9～15
	小蓟	甘、苦，凉	凉血止血，散瘀解毒消痈	血热出血，热毒痈肿	5～12
	地榆	苦、酸、涩，微寒	凉血止血，解毒敛疮	血热出血，疮疡，烫伤	9～15
	白茅根	甘，寒	凉血止血，清热利尿	血热出血，热淋，水肿	9～30
	三七	甘、微苦，温	化瘀止血，活血定痛	血瘀出血，跌打损伤	3～9
	蒲黄	甘，平	止血化瘀，利尿通淋	各种出血，血瘀痛证，血淋	5～10
	白及	苦、甘、涩，微寒	收敛止血，消肿生肌	内外出血，痈肿，烫伤，皲裂	6～15
	艾叶	苦、辛，温，有小毒	温经止血，散寒调经，安胎	虚寒出血，月经不调，胎漏	3～9
化瘀药	川芎	辛，温	活血行气，祛风止痛	月经不调，头痛，痹痛，跌打损伤	3～10
	延胡索	辛、苦，温	活血，行气，止痛	气滞血瘀痛证	3～10
	丹参	苦，微寒	活血祛瘀，通经止痛，清心除烦，凉血消痈	瘀血型月经不调，疮疡，失眠	10～15
	红花	辛，温	活血通经，散瘀止痛	月经不调，癥瘕，斑疹	3～10
	益母草	辛、苦，微温	活血调经，利水消肿	月经不调，产后腹痛，水肿	10～30
	桃仁	苦、甘，平	活血祛瘀，润肠通便	各种瘀血证，肠燥便秘，肠痈	5～10

2. 理血药的用法及护理

（1）服用止血药首先辨清出血原因、病位、缓急，观察出血量、色、质，大出血时应及时抢救。

（2）出血期间减少活动，饮食营养丰富，忌辛辣刺激食物及烟、酒。

（3）服用凉血止血药、收敛止血药时应注意有无瘀血之证，以免产生留瘀之弊。

（4）化瘀药多辛、苦，善走散动血，月经过多者及孕妇忌用。

（5）气行则血行，为加强活血祛瘀功效，可配伍行气药。

（6）化瘀药宜饭后服用，忌油腻不易消化食物。

（九）化痰止咳平喘药

凡以祛痰或消痰为主要功效，常用以治疗痰证的药物，称为化痰药。其主要用于咳喘痰多，痰蒙心窍的晕厥等，以及属于痰证的头痛、中风、瘰疬、痰核等。凡以制止或减轻咳嗽和喘息为主要功效，常用以治疗咳嗽气喘的药物，称为止咳平喘药。其主要用于各种原因引起的咳嗽、气喘等。

1. 常用化痰止咳平喘药　见表 6-9。

表 6-9　常用化痰止咳平喘药

类别	药名	性味	功效	应用	用量（g）
化痰药	半夏	辛，温，有毒	燥湿化痰，降逆止呕，消痞散结	咳嗽气逆，寒饮呕吐，瘿瘤	3～9
	天南星	辛、苦，温，有毒	燥湿化痰，祛风止痉，散结消肿	顽痰咳嗽，眩晕，中风，破伤风	3～9
	芥子	辛，温	温肺化痰，利气散结，通络止痛	寒痰咳喘，阴疽痰核	3～9
	白前	辛、苦，微温	降气化痰	咳嗽痰多，胸满喘急	3～10
	瓜蒌	甘、微苦，寒	清热化痰，宽胸散结，润肠	痰热咳喘，胸痹，肠燥便秘	9～15
	川贝母	苦、甘，微寒	清热化痰，润肺止咳，散结	肺虚久咳，瘰疬，乳痈，肺痈	3～10
止咳平喘药	杏仁	苦，微温，有小毒	降气止咳平喘，润肠通便	咳嗽气喘，肠燥便秘	5～10
	百部	甘、苦，微温	润肺止咳，杀虫灭虱	新、久咳嗽，肺痨，头虱，蛔虫，蛲虫	3～9
	紫菀	辛、苦，温	润肺下气，化痰止咳	咳嗽有痰，痨嗽咳血	5～10
	款冬花	辛、微苦，温	润肺下气，止咳化痰	咳嗽，气喘	5～10
	枇杷叶	苦，微寒	清肺止咳，降逆止呕	肺热咳嗽，胃热呕吐	6～10

2. 化痰止咳平喘药的用法及护理

（1）咳喘证有寒热虚实不同，临证需详细辨证应用，选择恰当药物。

（2）本类药中部分药物具有毒性，如半夏、天南星，内服剂量要准确，不宜过大。

（3）祛痰药宜饭后服用，平喘药宜在哮喘发作前 1～2 小时服用，治疗咽喉疾病宜分多次频服，缓慢咽下。

（4）服本类药者，宜多饮水，少食油腻食物，禁食生冷及辛辣刺激性食物。

（十）平肝息风药

凡以平降肝阳或息风止痉为主要功效，常用以治疗肝阳上亢或肝风内动病证的药物，称为平肝息风药。其主要用于肝阳上亢所致的头晕目眩、头痛、耳鸣、面红目赤、烦躁易怒，或小儿惊风、项强肢颤、痉挛抽搐、癫痫等。

1. 常用平肝息风药　见表 6-10。

表 6-10 常用平肝息风药

类别	药名	性味	功效	应用	用量（g）
平肝息风药	石决明	咸，寒	平肝潜阳，清肝明目	头晕目眩，目赤，翳障，视物昏花	6～20
	牡蛎	咸，微寒	平肝潜阳，软坚散结，收敛固涩	头晕目眩，痰核、瘰疬，滑脱证	9～30
	全蝎	辛、平，有毒	息风止痉，通络止痛，攻毒散结	痉挛抽搐，风湿顽痹	3～6
	钩藤	甘，凉	息风定惊，清热平肝	惊痫抽搐，头痛，眩晕	3～12
	天麻	甘，平	息风止痉，平肝抑阳，祛风通络	惊痫抽搐，头痛，眩晕，风湿痹痛	3～10
	牛黄	苦，凉	凉肝息风，豁痰开窍，清热解毒	热病神昏，惊风，癫痫	0.15～0.35

2. 平肝息风药的用法及护理

（1）此类药多为介壳、矿石、昆虫类药物，介壳、矿石类药物宜打碎先煎，昆虫类药物可研磨冲服。其中，全蝎等有毒，用量不宜过大。

（2）惊痫抽搐、神志不清的患者，注意保持呼吸道通畅，及时排痰，取下义齿，清除异物，严密观察生命体征变化。

（3）平肝息风药宜在饭后服用，服药后需静卧调养，避免情绪波动；饮食宜清淡、有营养。

（十一）安神药

凡以安定神志为主要功效，常用以治疗心神不安病证的药物，称为安神药。其主要用于惊悸、失眠、健忘、多梦及惊风、癫狂、痫病等。

1. 常用安神药　见表 6-11。

表 6-11 常用安神药

类别	药名	性味	功效	应用	用量（g）
安神药	酸枣仁	甘、酸，平	养心补肝，宁心安神，敛汗，生津	心悸失眠，体虚多汗，口渴	10～15
	远志	苦、辛，微温	宁心安神，祛痰开窍，消痈	惊悸失眠，健忘，痰阻心窍	5～10
	首乌藤	甘，平	养血安神，祛风通络	虚烦不眠，血虚身痛，痹痛	9～15
	朱砂	甘，微寒，有毒	镇静安神，清热解毒	失眠，惊风，疮疡，口舌生疮	0.1～0.5
	龙骨	甘、涩，平	镇静安神，平肝潜阳，收敛固涩	心悸失眠，肝阳眩晕，滑脱证	15～30

2. 安神药的用法及护理

（1）安神药多以种子、矿石、贝壳等入药。矿石、贝壳类药物宜打碎先煎、久煎，不宜多服、久服；朱砂不入煎剂。

（2）安神药多在睡前 0.5～1 小时服用，以提高药效。

（3）服本类药者，饮食宜清淡，晚餐不宜过饱，忌辛辣、浓茶、咖啡等物，忌烟酒。

（4）应与心神不安证患者多沟通，解除其急躁、紧张等情绪，保持心气平和，以利睡眠。

（十二）补益药

凡以补虚扶弱，纠正人体气血阴阳不足为主要功效，常用以治疗虚证的药物，称为补益药，又称为补虚药。根据补虚药的功效及主要适应证的不同，可以分为补气药、补血药、补阳药、补阴药四类。气虚证，常可见短气喘促、倦怠乏力、懒言声微、自汗脉虚；血虚证，常可见面色萎黄、唇甲苍白、心悸、失眠健忘，或月经期短、量少、色淡，甚至闭经；阳虚证，常可见肾虚肢冷、腰膝酸软、阳痿遗精、不孕不育、性欲减退、尿频遗尿、崩漏带下、五更泻等；阴虚证，常可见于热病后期，或见午后潮热、盗汗、五心烦热、两颧发红、口干咽燥、尿少便秘等。

1. 常用补益药　见表6-12。

表6-12　常用补益药

类别	药名	性味	功效	应用	用量（g）
补气药	人参	甘、微苦，微温	大补元气，补脾益肺，生津，安神	气虚欲脱，脏腑亏虚，心悸失眠	3～9
	西洋参	甘、微苦，凉	补气养阴，清热生津	阴虚咳喘，气阴两伤	3～6
	党参	甘，平	补脾益肺，养血生津	中气不足，肺气亏虚，气津两伤	9～30
	黄芪	甘，微温	补气升阳，益卫固表，利水，托毒排脓	气虚乏力，中气下陷，自汗，水肿	9～30
	白术	苦、甘，温	补气健脾，燥湿利水，止汗，安胎	脾虚泄泻，自汗，水肿，胎动不安	6～12
	甘草	甘，平	补脾益气，清热解毒，祛痰止咳，缓急止痛，调和诸药	心悸，脉结代，痰多咳嗽，挛急疼痛	2～10
补血药	熟地黄	甘，微温	补血滋阴，益精填髓	血虚证，肾阴不足，肝肾亏虚	9～15
	当归	甘、辛，温	补血活血，调经止痛，润肠通便	血虚证，血虚肠燥便秘，痛证	6～12
	白芍	苦、酸，微寒	养血调经，柔肝止痛，敛阴止汗	月经不调，头痛眩晕，盗汗自汗	6～15
	阿胶	甘，平	补血，止血，滋阴润燥	血虚阴虚，心悸失眠，吐血便血	3～9
	首乌	苦、甘、涩，微温	补益精血，固肾乌须，润肠解毒	肝肾精血亏虚，肠燥便秘，须发早白	6～12
补阳药	淫羊藿	辛、甘，温	补肾壮阳，强筋骨，祛风湿	阳痿遗精，筋骨痿软，风寒湿痹	6～10
	巴戟天	甘、辛，微温	补肾阳，强筋骨，祛风湿	阳痿，不孕，筋骨萎软，痹证	3～10
	肉苁蓉	甘、咸，温	补肾阳，益精血，润肠通便	阳痿，不孕，肠燥便秘	6～10
	杜仲	甘，温	补肝肾，强筋骨，安胎	腰痛脚弱，胎动不安	6～10
	菟丝子	辛、甘，平	补肾固精，养肝明目，止泻，安胎	阳痿，腰痛，视力减退，胎动不安	6～12

续表

类别	药名	性味	功效	应用	用量（g）
补阴药	沙参	甘、微苦，微寒	养阴清肺，益胃生津	阴虚燥咳，热病伤津口渴	5～12
	麦冬	甘、微苦，微寒	养阴润肺，益胃生津，清心除烦	阴虚燥咳，口渴，虚烦不眠	6～12
	百合	甘，微寒	养阴润肺，清心安神	阴虚燥咳，虚烦惊悸，失眠	6～12
	石斛	甘，微寒	益胃生津，养阴清热	热病伤津，胃阴不足	6～12
	枸杞子	甘，平	滋补肝肾，益精明目	腰酸遗精，头晕目眩，视力减退	6～12

2. 补益药的用法及护理

（1）补益药多质重味厚，入汤剂宜久煎。胶类药不宜直接入煎剂，可烊化兑入；人参等贵重药材须另煎。

（2）补益药宜饭前空腹服，有利于药物吸收。

（3）服药期间，可选用对患者有益的食品进行食补。忌辛辣、油腻、生冷等食物。

（4）虚证病久，须长期服药，可制作成丸、散剂，便于服用和携带。

（5）服用补益药时，脾胃虚弱者宜同时配伍健脾胃药物；有实邪时不宜用补益药，以免闭门留寇。

（6）补阳药易助火，阴虚火旺者忌用；补血药、补阴药多滋腻，纳差便溏者慎用。

（7）甘草久服较大剂量，易引起浮肿。

第 2 节　方剂基础知识

方剂，是中医理、法、方、药的一个重要组成部分，是在辨证立法的基础上，按照组方原则，选择合适的药物，酌定恰当的剂量，规定适宜剂型及用法等一系列过程而拟定的治疗处方。

一、方剂的组成原则

方剂一般由君药、臣药、佐药、使药组成。

君药：针对主病或主症起主要治疗作用的药物。

臣药：臣药的作用有两种，一是辅助君药加强治疗主病或主症的作用；二是针对兼病或兼症起治疗作用。

佐药：佐药的作用分三种，一是佐助君、臣药起治疗作用，或是直接治疗次要症状或兼症；二是消除或减轻君、臣药的毒性或峻烈之性；三是与君药性味相反，在治疗中起反佐作用。

使药：使药的作用分两种，一是引经药，能引导诸药直达病所；二是调和药，调和方中诸药作用。

考点 方剂的组成原则

二、方剂的组成变化

1. 药味加减变化

（1）随症加减：在主药和主症不变的情况下，随着兼症的变化而加减药物，以适应新的病情需要。

（2）配伍变化：在主药不变的情况下，改变臣、使药的配伍，从而使该方的作用发生变化。

（3）组方变化：更换方中主药，增减方中药味，方剂的功效发生变化，方名也发生变化。

2. 药量增减变化　方剂的组成不变，而药量发生了变化，使该方的功效和主治也随之发生变化。

3. 剂型变化　同一方剂尽管用药、用量完全相同，但由于病情和治疗的需要，制成不同剂型，其作用亦有药力大小与峻缓的区别。

三、常用剂型

方剂组成后，根据病情的需要与药物的特点制成一定的形态，称为剂型。目前常用的剂型有汤剂、丸剂、膏剂、酒剂、丹剂、搽剂、栓剂、冲剂、片剂、糖浆剂、口服液、注射液等。下面介绍几种常用剂型。

汤剂：药物配伍组成方剂后，加水浸泡煎煮，去渣取汁而成。其特点是吸收快，作用强，可随证加减变化，可供内服或外用。

丸剂：将药物研磨成粉末后，用水、蜜、米糊等适宜的黏合剂制成圆粒状固体剂型。其特点是吸收较慢，药力持久，节省药材，便于携带和服用。

膏剂：分内服和外用两种。内服膏剂是将药物反复煎熬，去渣取汁，再加热浓缩，加入蜂蜜或冰糖收膏而成。内服膏剂有流浸膏、浸膏、煎膏三种。其特点是体积小、含量高，便于服用，有滋润补益作用，适用于慢性病及病后调理。外用膏剂是加水或植物油煎熬去渣而成，分为硬膏和软膏。特点是使用方便，药效较快，适用于疮疡肿毒、跌打损伤、烧伤、风湿疼痛等。

酒剂：将药物用白酒或黄酒浸泡一段时间，去渣取液而成，又称“药酒”。其特点是便于保存，可内服或外用，具有活血通络等作用。

散剂：将药物研磨成粉末，称为散剂。分内服和外用两种。其特点是制作简便，吸收较快，节省药材，便于携带和服用。适用于各种急慢性疾病。

冲剂：将药物的细粉或提取物等制成干燥颗粒状的内服剂型。其特点是体积小，作用迅速，味道可口，便于服用。

糖浆剂：是指含有药物的蔗糖饱和水溶液。其特点是吸收较快，服用方便，味甜量少等。

片剂：药物经加工和提炼与适量辅料混合压制而成的剂型。其特点是体积小，用量准确，便于服用。

注射剂：药物经过加工精炼而成的灭菌溶液或粉末，可供肌肉、静脉、腧穴注射。其特点是剂量准确，药效迅速，适用面广，不受消化系统影响。

口服液：药材经提取制成的内服液体制剂。特点是吸收快，服用方便，口感适宜。

考点 汤剂、膏剂的特点

四、常用方剂

常用方剂见表6-13。

表6-13 常用方剂

方剂类型	名称	功效	主治
解表剂	麻黄汤	发汗解表，宣肺平喘	风寒表实证
	桂枝汤	解肌发表，调和营卫	风寒表虚证
	银翘散	辛凉透表，清热解毒	温病初起，风热表证
	桑菊饮	疏散风热，宣肺止咳	风温初起，表热轻证
	败毒散	益气解表，散寒祛湿	气虚外感风寒湿表证
泻下剂	大承气汤	峻下热结	阳明腑实证，热结旁流证，里热实证之热厥、痉病、发狂等
	大黄牡丹汤	泻热破瘀，散结消肿	肠痈初起，湿热瘀滞证
	五仁丸	润肠通便	津枯便秘
	十枣汤	攻逐水饮	悬饮，水肿
和解剂	小柴胡汤	和解少阳	伤寒少阳证，妇人热入血室证，疟疾
	逍遥散	疏肝解郁，健脾养血	肝郁脾虚血虚证
清热剂	白虎汤	清热生津	阳明气分热盛证
	清营汤	清营解毒，透热养阴	热入营分证
	黄连解毒汤	泻火解毒	三焦火毒证
	导赤散	清心利水养阴	心经火热证
	龙胆泻肝汤	清肝胆实火，清利肝经湿热	肝胆实火上炎证，肝胆湿热下注证
	清暑益气汤	清暑益气，养阴生津	暑热气津两伤证
	青蒿鳖甲汤	养阴透热	热病后期，邪伏阴分证
温里剂	理中丸	温中散寒，健脾益气	脾胃虚寒证，虚寒出血证
	四逆汤	回阳救逆	心肾阳衰寒厥证
补益剂	四君子汤	益气健脾	脾胃气虚证
	参苓白术散	益气健脾，渗湿止泻	脾虚夹湿证
	补中益气汤	补中益气，升阳举陷	脾虚气陷证，气虚发热证
	四物汤	补血调血	营血虚滞证
	八珍汤	益气补血	气血两虚证
	六味地黄丸	滋补肝肾	肝肾阴虚证
	肾气丸	补肾助阳	肾阳不足证
开窍剂	安宫牛黄丸	清热解毒，开窍醒神	邪热内陷心包证
	苏合香丸	芳香开窍，行气止痛	寒闭证

续表

方剂类型	名称	功效	主治
固涩剂	牡蛎散	益气固表，敛阴止汗	自汗、盗汗
	四神丸	温肾暖脾，固肠止泻	脾肾阳虚之五更泻
	金锁固精丸	补肾涩精	肾虚不固之遗精、早泄
安神剂	朱砂安神丸	重镇安神，清心养血	心火亢盛，阴血不足证
	天王补心丹	滋阴清热，养血安神	阴虚血少，神志不安证
	酸枣仁汤	养血安神，清热除烦	肝血不足，虚热内扰证
理气剂	柴胡疏肝散	疏肝解郁，行气止痛	肝气郁滞证
	半夏厚朴汤	行气散结，降逆化痰	梅核气
	苏子降气汤	降气平喘，祛痰止咳	上实下虚喘咳证
理血剂	血府逐瘀汤	活血化瘀，行气止痛	胸中血瘀证
	补阳还五汤	补气，活血，通络	中风之气虚血瘀证
	生化汤	化瘀生新，温经止痛	产后瘀血腹痛
	桂枝茯苓丸	活血化瘀，缓消癥块	瘀阻胞宫证
	小蓟饮子	凉血止血，利水通淋	下焦瘀热所致血淋、血尿
治风剂	川芎茶调散	疏风止痛	外感风邪头痛
	天麻钩藤饮	平肝息风，清热活血，补益肝肾	肝阳偏亢，肝风上扰证
治燥剂	桑杏汤	轻宣温燥，润肺止咳	外感温燥证
	养阴清肺汤	养阴清肺	白喉
祛湿剂	藿香正气散	解表化湿，理气和中	外感风寒，内伤湿滞证
	茵陈蒿汤	清热，利湿，退黄	湿热黄疸
	八正散	清热泻火，利水通淋	湿热淋证
	五苓散	利水渗湿，温阳化气	膀胱气化不利之蓄水证，水湿内停，痰饮内停
	苓桂术甘汤	温阳化饮，健脾利湿	中阳不足之痰饮
	独活寄生汤	祛风湿，止痹痛，益肝肾，补气血	痹证日久，肝肾两虚，气血不足证
祛痰剂	二陈汤	燥湿化痰，理气和中	湿痰证
	清气化痰丸	清热化痰，理气止咳	痰热咳嗽
	贝母瓜蒌散	润肺清热，理气化痰	肺燥痰阻证
	苓甘五味姜辛汤	温肺化饮	寒饮内蓄证
	半夏白术天麻汤	化痰息风，健脾祛湿	风痰上扰证

五、常用中成药

常用中成药见表 6-14 ～表 6-19。

表 6-14　解表类中成药

名称	功效	主治
感冒清热颗粒	疏散风寒，解表清热	风寒感冒之头痛、发热、咳嗽咽干
感冒退热颗粒	清热解毒，疏风解表	外感风热，热毒壅盛证

续表

名称	功效	主治
正柴胡饮颗粒	发散风寒，解热止痛	风寒初起
九味羌活丸	疏风解表，散寒除湿	外感风寒夹湿证
银翘解毒丸（片）	疏风解表，清热解毒	风热感冒
桑菊感冒片	疏风清热，宣肺止咳	风热感冒初起
玉屏风散颗粒	益气，固表，止汗	表虚不固，体虚易感风邪者
双黄连口服液	疏风解表，清热解毒	外感风热所致之发热、咳嗽、咽喉肿痛
银黄口服液	清热疏风，利咽解毒	风热感冒
清热解毒颗粒	清热解毒，养阴生津，泻火	风热感冒
抗病毒口服液	清热祛湿，凉血解毒	风热感冒，温病发热
小儿退热口服液	疏风解表，解毒利咽	风热感冒
维 C 银翘片	疏风解表，清热解毒	外感风热所致之流行性感冒
儿童清肺口服液	清肺解表，化痰止咳	风寒外束，肺经痰热证
小儿止咳糖浆	祛痰，镇咳	小儿感冒引起的咳嗽

表 6-15　泻下类中成药

名称	功效	主治
复方芦荟胶囊	清肝泻热，润肠通便，宁心安神	心肝火盛，大便秘结，烦躁失眠
当归龙荟丸	泻火通便	肝胆火旺之便秘
复方牛黄清胃丸	清热泻火，解毒通便	胃火所致大便秘结，口舌生疮
新清宁胶囊	清热解毒，活血化瘀，缓下	实热内蕴之便秘、牙痛
麻仁润肠丸	润肠通便	肠胃积热，胸腹胀满，大便秘结
麻仁滋脾丸	润肠通便，消食导滞	肠燥津亏之便秘，胸腹胀满，饮食无味
通便灵胶囊	泻热导滞，润肠通便	热结便秘，长期卧床便秘

表 6-16　补益类中成药

名称	功效	主治
补中益气丸	补中益气，升阳举陷	脾胃虚弱证，中气下陷证
当归补血口服液	补气益血	气血两虚证
归脾丸	益气健脾，养血安神	心脾两虚证
十全大补丸	温补气血	气血不足证
六味地黄丸	滋阴补肾	肾虚亏损证，消渴
知柏地黄丸	滋阴降火	阴虚火旺证
大补阴丸	滋阴降火	阴虚火旺，咯血，耳鸣
麦味地黄丸	滋肾养肺	肾阴不足，火灼肺金证
杞菊地黄丸	滋肾养肝	肝肾阴亏证
金匮肾气丸	温补肾阳，化气行水	肾阳不足证
消渴丸	滋肾养阴，益气生津	气阴两虚所致的消渴
龙牡壮骨颗粒	强筋壮骨，和胃健脾	治疗和预防小儿佝偻病、软骨病

表 6-17　安神类中成药

名称	功效	主治
天王补心丸	滋阴养血，补心安神	心阴不足之失眠
柏子养心丸	补气，养血，安神	心气虚寒之失眠
养血安神丸	养血安神	失眠多梦，心悸头晕
安神补脑液	生精补髓，益气养血，强脑安神	肾精不足，气血两亏证
安神补心丸	养心安神	心血不足，虚火内扰证
解郁安神颗粒	疏肝解郁，安神定志	情志不舒，肝郁气滞证
朱砂安神丸	镇心安神，清热养血	心火亢盛，阴血不足证

表 6-18　开窍类中成药

名称	功效	主治
清开灵颗粒	清热解毒，镇静安神	外感风热，火毒内盛证
紫雪散	清热解毒，止痉开窍	热入心包，肝风内动
牛黄清心丸	清热解毒，开窍安神	温邪内陷，热入心包，痰涎壅盛证
苏合香丸	芳香开窍，行气止痛	中风，中暑，痰厥昏迷
礞石滚痰丸	降火逐痰	痰火扰心之癫狂惊悸，便秘

表 6-19　治风类中成药

名称	功效	主治
川芎茶调丸	疏风止痛	外感风邪头痛
正天丸	疏风活血，养血平肝，通络止痛	外感风邪，瘀血阻络，血虚失养，肝阳上亢之头痛
通天口服液	活血化瘀，祛风止痛	瘀血阻滞，风邪上扰证
大活络丸	祛风止痛，祛湿豁痰，舒筋活络	缺血性中风，风湿痹证
天麻钩藤颗粒	平肝息风，清热安神	肝阳上亢诸证
牛黄降压片	清心化痰，平肝安神	心肝火旺，痰热壅盛证
脑立清丸	平肝潜阳，醒脑安神	肝阳上亢证
脑血栓片	活血化瘀，醒脑通络，潜阳息风	瘀血阻络，肝阳上亢证
华佗再造丸	活血化瘀，化痰通络，行气止痛	痰瘀阻络之中风
天麻头痛片	养血祛风，散寒止痛	风寒头痛，血瘀头痛，血虚头痛
仙灵骨葆胶囊	滋补肝肾，活血通络，强筋壮骨	肝肾不足，瘀血阻络证
独活寄生丸	养血舒筋，祛风除湿	风寒湿痹
天麻片	祛风除湿，舒筋活络，活血止痛	风湿瘀阻，肝肾不足证
牵正散	祛风化痰，通络止痉	风中经络，口眼㖞斜

自测题

单项选择题

1. 具有发汗解表、宣肺平喘、利水消肿作用的药物是

A. 桂枝 B. 麻黄
C. 生姜 D. 紫苏
E. 荆芥

2. 中药的四气为

A. 四种气味
B. 寒凉药能散寒助阳
C. 中药寒热温凉四种药性
D. 辛咸甘苦四种味道
E. 温热药能清热解毒

3. 中药四气是如何确定的

A. 从人体的感官感觉出来的
B. 从机体的反应总结出来的
C. 从疾病的性质总结出来的
D. 由药物作用于人体所产生的不同反应和获得的不同疗效总结出来的
E. 从药味味道总结出来的

4. 辛味药物的主要作用是

A. 行气、活血 B. 收敛、固涩
C. 补益、缓急 D. 软坚、散结
E. 温经、散寒

5. 以下说法中错误的是

A. 临床应用有毒药时要特别慎重
B. 无毒药用量过大或使用过久也可能产生中毒反应
C. 毒药一般要经过炮制后才使用
D. 所有个体用药后的反应都是相同的
E. 有毒药物要严格控制剂量

6. 一种中药的毒性或副作用会被另一种中药降低或消除，这种配伍关系是

A. 相须 B. 相使
C. 相畏 D. 相杀
E. 相恶

7. 煎药器具忌用

A. 砂锅 B. 铁锅
C. 搪瓷锅 D. 瓦罐
E. 不锈钢锅

8. 两种中药合用，一种中药能使另一种中药原有功效降低，甚至丧失的是

A. 相须 B. 相杀
C. 相使 D. 相反
E. 相恶

9. 胶类药应当

A. 先煎 B. 后下
C. 包煎 D. 烊化
E. 冲服

10. 下列药物应先煎的是

A. 附子 B. 藿香
C. 杜仲 D. 阿胶
E. 麻黄

11. 下列配伍中，哪一对为相反关系

A. 金银花与连翘
B. 黄芪与茯苓
C. 半夏与生姜
D. 白及与乌头
E. 绿豆与巴豆

12. 安神药的服药时间是

A. 清晨空腹 B. 饭前
C. 饭后 D. 睡前
E. 发作时

13. 薄荷的煎煮方法是

A. 先煎 B. 后下
C. 烊化 D. 冲服
E. 包煎

14. 下列药物中有大毒的是

A. 血竭　　B. 马钱子
C. 自然铜　　D. 骨碎补
E. 桑寄生

15. 补气养阴，清热生津，首选
A. 山药　　B. 西洋参
C. 沙参　　D. 党参
E. 黄芪

16. 久服较大剂量，容易引起浮肿的药物是
A. 山药　　B. 甘草
C. 大枣　　D. 黄精
E. 茯苓

17. 人参的煎煮方法为
A. 另煎　　B. 后下
C. 烊化　　D. 先煎
E. 包煎

18. 在一个方剂中不可缺少的药物是
A. 君药　　B. 臣药
C. 佐药　　D. 使药
E. 引经药

19. 四物汤的功效是
A. 活血祛瘀　　B. 养血清热
C. 补气通络　　D. 行气止痛
E. 补血和血

20. 风寒表证见咳喘者首选
A. 紫苏　　B. 桂枝　　C. 麻黄
D. 荆芥　　E. 升麻

（龙正英）

第7章

中医养生与防治（护理）原则

第1节　中医养生

养生，是根据生命发展的自然规律研究的保养身体、预防疾病、增进健康及延年益寿的理论。

一、养生的基本原则

人体正常的生命活动是形与神的协调统一，这是生命存在和健康的基本特征。《素问·上古天真论》说："上古之人，其知道者，法于阴阳，和于术数，食饮有节，起居有常，不妄作劳，故能形与神俱，而尽终其天年，度百岁乃去。"养生就是要修身养性，形神兼养，以养神为主。

1. 顺应自然，协调阴阳　《素问·四气调神大论》说："阴阳四时者，万物之终始也，死生之本也。逆之则灾害生，从之则苛疾不起，是谓得道。"人如能顺应自然而调摄生命活动，人体生理活动与自然界变化同步，保持身体内外环境的协调统一，机体则处于阴阳和谐的健康状态。另外，社会环境的变化，也会对人的心理和生理造成一定的影响，调适不当也会损害健康，导致疾病的发生。因此，顺应自然不仅要适应自然环境，也要适应社会环境。

2. 形神共养，邪不可干　养神，主要是安定情志、调摄精神，保持精神乐观愉快，恬淡虚无，尽量避免不良的精神刺激和过度的情绪波动。养形以全神，守神以全形，两者相辅相成，相得益彰。形体健壮，精神充沛，机体正气强盛，抗病力强，邪气难侵。中医主张静以养神，动以养形，以形调神，动静结合，才能形神共养，保证身心健康。

3. 起居有常，食饮有节　起居有常，是指日常生活、工作、学习、劳作和睡眠等各方面要有一定的规律，并合乎自然界阴阳运动变化和人体生理变化，使机体阴阳处于相对平衡的状态。要养成按时作息的规律，即古人所说"日出而作，日入而息"，才能有益于健康。饮食是维持人体生长发育和生命活动的基本物质条件，脾胃功能健旺，则饮食水谷化生精气充足。合理的饮食，良好的饮食习惯，既顾护后天之本脾胃不受侵害，又保证人体所需营养物质充足平衡，气血旺盛，人才能健康长寿。

4. 劳逸适度，慎避外邪　必要的劳动和休息是人体生存和保持健康的基本条件，适度的劳作有益于气血运行，增强体质；必要的休息可以消除疲劳，恢复体力和脑力。《黄帝内经·灵枢》中说："久视伤血，久卧伤气，久坐伤肉，久立伤骨，久行伤筋"，劳逸要适度，动静要结合。体力劳动要轻重相宜，脑力劳动要与体力劳动相结合，房事有节保护肾精、固护先天之本，这样才能身体健康。任何疾病的发生过程都是正气与邪气双方斗争的过程，邪气是导致疾病发生的重要条件，应根据季节、气候、地域、生活居住和工作环境等各方面的情况采取相应的措施，以避免邪气的侵袭。

二、养生的主要方法

养生，最重要的是付诸行动。嵇康说：“养生有五难：名利不去为一难，喜怒不除为二难，声色不去为三难，滋味不绝为四难，神虑精散为五难。”历代养生家在实践中不断探索，逐步发展形成了一些行之有效的养生方法。

1. 顺时调养　是指顺应四时气候、阴阳变化规律，从精神、起居、饮食、运动各方面综合调养的养生方法。如《素问·四气调神大论》所说：“夫四时阴阳者，万物之根本也。所以圣人春夏养阳，秋冬养阴，以从其根。”故调养机体要顺从四时阴阳之变，以使阴平阳秘。

链接

四时起居养生

《素问·四气调神大论》说：“春三月……夜卧早起，广步于庭，披发缓形，以使志生……夏三月……夜卧早起，毋厌于日，使志无怒……秋三月……早卧早起，与鸡俱兴，使志安宁，以缓秋刑……冬三月……早卧晚起，必待日光，使志若伏若匿，若有私意，若已有得……”

2. 精神调摄　人的精神活动由心神主宰，所以精神调摄重在养心，养心调神实为养生之本。人的精神、心态保持清静、乐观、坚强、开朗，则气机条畅、气血平和、正气充沛。所以，在精神方面要做到思想清静、精神乐观、意志坚强、性格开朗、情志调和、生活健康等。

3. 饮食养生　是按照中医理论调节饮食，注意饮食宜忌，合理地摄取食物，以增进健康、益寿延年的养生方法。饮食调护是养生防病的重要环节，要做到饮食有节、寒热调和、五味调和、平衡膳食、饮食卫生等。

4. 运动养生　是指运用传统的体育运动方式进行锻炼的养生方法，通过活动筋骨、调节气息、静心宁神，来畅达经络、疏通气血、调和脏腑，达到增强体质、益寿延年的目的。传统运动养生的要领是意守、调息、动形的统一，故养生不仅是身体的锻炼，也是意志和毅力的锻炼。常见的传统养生运动有太极拳、五禽戏、八段锦、易筋经、气功等。

5. 保养肾精　肾精的盛衰与人体的生、长、壮、老过程直接相关，中医养生非常重视保养精气，以固先天之本。张介宾在《类经》中明确指出：“善养生者，必宝其精，精盈则气盛，气盛则神全，神全则身健，身健则病少，神气坚强，老而益壮，皆本乎精也。”精、气、神被视为人身三宝，养生之道贵在固护肾精，以维护健康、抗衰延年，要做到房事有节、食疗保肾、运动保健等。

6. 药物、针灸、按摩　在中医辨证施治指导下，选用中药组方实现药物调和、药物补虚，调理身体以提高机体的抗病能力；也可以将中药与食物相配做到药借食味、食助药性。针灸、按摩是根据经络、腧穴的理论，运用不同的方法疏通人体经络，调节脏腑气血，通达营卫，达到增强体质，防病治病的目的。

第2节 防治（护理）原则

一、预　　防

预防，是指采取一定的措施，防止疾病的发生与发展。中医学在治疗与护理上历来重视预防，早在《素问·四气调神大论》中就提出了“治未病”的预防思想。治未病包括未病先防和既病防变两方面。

（一）未病先防

未病先防，就是在疾病未发生之前，采取各种措施，做好预防工作，以防止疾病的发生。邪气甚是导致疾病发生的重要条件，而正气虚是疾病发生的内在根据。未病先防必须从以下两方面着手。

1. 提高正气抗邪能力　正气的强弱与抗病能力密切相关，故《素问·刺法论》说：“正气存内，邪不可干”，调养正气是提高机体抗病能力的关键。

（1）调摄精神：精神情志活动与人体的生理、病理变化有着密切的关系。突然、强烈或反复、长期持续的精神刺激，可使人体气机逆乱，气血阴阳失调而发病。心情舒畅，精神愉快，则气机调畅，气血平和，脏腑功能旺盛，有利于机体健康。所以，调摄精神可以增强正气抗邪能力，预防疾病。

（2）加强锻炼：经常锻炼身体，能增强体质，减少或防止疾病的发生。汉代医家华佗根据“流水不腐，户枢不蠹”的道理，创造了五禽戏健身法，即模仿虎、鹿、熊、猿、鸟五种动物的动作来锻炼身体，促使血脉流通，关节流利，气机调畅，以增强体质，预防疾病。此外，后世不断演变传承的太极拳、八段锦、易筋经等多种健身方法，不仅能增强体质，提高健康水平，预防疾病的发生，而且对多种慢性病的治疗也有一定的作用。

（3）生活起居应有规律：要懂得自然变化规律，适应自然环境的变化，对饮食起居、劳逸等有适当的节制和安排，不可过度操劳，节制房事，不可沉湎于吃喝玩乐之中，这样才能够形神俱旺，协调统一，保持身体健康，精神充沛，益寿延年。

（4）药物预防及人工免疫：药物预防最早的记载是《素问·刺法论》中用小金丹预防疫病。近年来运用中草药预防疾病也收到良好的效果。我国在11世纪就开始用“人痘接种法”来预防天花，17世纪流传到国外，这是人工免疫的先驱。

2. 防止病邪的侵害　邪气入侵是疾病发生的重要条件，未病先防同样要注意防止病邪的侵害。如《素问·上古天真论》所说：“虚邪贼风，避之有时。”

（二）既病防变

既病防变，就是在疾病发生后，要争取早期诊治、护理，防止疾病的发展与传变。

1. 早期诊治　疾病初期，病情多轻浅，正气未衰，应早期治疗，疾病易治。如不及时诊治，病邪就有可能由表传里，由轻到重，步步深入，以致侵犯内脏，使病情越来越复杂、深重，治疗也就愈加困难。如《素问·阴阳应象大论》所说：“邪风之至，疾如风雨，故善治者治皮毛，其次治肌肤，其次治筋脉，其次治六府（腑），其次治五藏（脏）。治五藏（脏）者，半死半生也。”因此，必须做到早期诊断，早期治疗，才能防止病邪深入。

2. 控制传变　传变，是指脏腑组织病变的转移和变化。疾病的传变有一定的规律性，如《金匮要略》所说："见肝之病，知肝传脾，当先实脾。"即在治疗肝病的同时，采用健脾和胃的方法，先充实脾胃之气，以防肝病传脾。因此，掌握疾病传变规律，采取相应的方法，保护人体正气和未受邪之处，截断疾病传变途径，才能防止疾病的发展和恶化。

二、治疗（护理）原则

案例 7-1

黄某，女，40 岁。近 1 年来，月经周期提前、量多，经期时间较长。本次因经期过度劳累出现经血淋漓不断，持续 20 余天仍未净。现经色淡红，量少质稀，伴神疲气短，面色苍白，纳呆，舌淡苔白，脉细弱。妇科检查生殖器官未见异常。中医诊断：漏下，脾虚证。

问题：结合下面所学内容分析在治疗过程中应把握什么治疗原则？

治则，即治疗疾病总的原则，是治疗和护理疾病过程中所必须遵循的法则，是在整体观念和辨证论治（施护）原则指导下制订的，对临床治疗与护理具有普遍指导意义。治则主要包括治病求本、扶正祛邪、调整阴阳、调理气血及三因制宜。

（一）治病求本

治病求本，是指在治疗和护理疾病时，必须寻求疾病的本质，并针对其本质进行治疗和护理。求本，就是辨清疾病的病因病机，确立诊断。治病求本是中医学治疗和护理疾病的根本原则，临床运用这一原则时，要注意掌握和处理治标与治本、正治与反治两种情况。

考点 治病求本的概念

1. 治标与治本　标和本是一个相对概念，可以说明疾病发生、发展过程中各种矛盾的主次关系，因此具有多种含义。如从邪正双方来说，正气是本，邪气是标；从病因与症状来说，病因是本，症状是标；从疾病先后来说，旧病、原发病是本，新病、继发病是标。在复杂多变的病证中，标与本的主次关系并非一成不变，而是相对的、有条件的。在治疗上把握治病求本的原则，但有先后缓急的区别。

（1）急则治其标：标病甚急，如不及时解决，会危及患者生命或影响疾病的治疗，必须先治疗其标病，待病情缓解，再针对本病进行治疗。如大出血患者，无论患者属于何种出血，均应紧急采取措施，先止血以治标，待血止病情缓和后，再治本病。

（2）缓则治其本：病情缓和时，要针对疾病的本质进行治疗。这一原则对慢性病或急性病恢复期有重要的指导意义，临床上在治本病的同时，标病也随之消失。如慢性泄泻的患者，其本多为脾胃虚弱，治疗时不应采用一般的止泻法治其标，而应采取健脾益气的方法治其本，脾胃健运后，泄泻自然而愈。

（3）标本兼治：标病本病并重，没有主次缓急之分时，则应标本兼顾，标本同治。如素体气虚之人外感寒邪，正气不足是病之本，外感表邪是病之标，如治疗时只用补气之法则表邪不解，如单解表不补虚，则患者更容易复感外邪，因此，采用益气解表、扶正祛邪的方法最为适宜，益气治本，解表治标，标本兼治。

考点 急则治其标的含义

2. 正治与反治　疾病的症状与其本质多数时候是一致的，但某些时候症状与其本质不完全一致，出现一些假象。正治与反治就是在治病求本治疗思想的指导下，针对病证本质和症状表现之间的从逆关系而言的两种治则。《素问·至真要大论》提出“逆者正治，从者反治”。

（1）正治：又称逆治，是逆其证候性质而治的一种治疗原则。逆，是指采用方药的性质与疾病的性质相反。适用于疾病的表现与本质相一致的病证。

1）寒者热之：即寒证表现寒象，用温热性质的药物治疗。如表寒证用辛温解表的方药；里寒证用辛热温里的方药等。

2）热者寒之：即热证表现热象，用寒凉性质的药物治疗。如表热证用辛凉解表的方药；里热证用苦寒清里的方药等。

3）虚者补之：即虚证表现虚损不足之象，用补益扶正的方药治疗。如阳气虚证用扶阳益气的方药；阴血虚证用滋阴养血的方药等。

4）实者泻之：即实证表现实象，用攻邪泻实的方药治疗。如食滞用消食导滞的方药；血瘀证用活血化瘀的方药等。

（2）反治：又称从治，是顺从疾病假象而治的一种治疗原则。从，是指采用方药的性质与疾病的假象相同。适用于疾病的表现与本质不完全一致的病证。

1）热因热用：是以热制热，即用热性药物治疗具有假热症状的病证，适用于阴寒内盛，格阳于外，使阳气浮越于上，反见面颊浮红、烦热、脉大等假热现象的真寒假热证。

2）寒因寒用：是以寒治寒，即用寒性药物治疗具有假寒症状的病证，适用于阳热内盛，格阴于外，使阳气不能外达，反见四肢厥冷、脉沉等假寒现象的真热假寒证。

3）塞因塞用：是以补开塞，即用补益方药治疗闭塞不通症状的病证，适用于“至虚有盛候”，这种因虚损而闭阻的真虚假实证。如脾虚患者常出现脘腹胀满、时胀时减，治疗采用健脾益气之法，脾气运化正常，则痞满自消。

4）通因通用：是以通治通，即用通利的药物治疗具有实性通泄症状的病证，适用于“大实有羸状”的真实假虚证。如食滞肠胃导致的腹泻，应消导泻下；或瘀血所致的崩漏，应先活血祛瘀；或膀胱湿热所致的尿频、尿急、尿痛，应清利膀胱湿热。

考点 正治和反治的概念

（二）扶正祛邪

正邪斗争决定着疾病的发生、发展、变化，邪胜正则病进，正胜邪则病退。治疗疾病的实质就是改变邪正双方的力量对比，扶助正气，祛除邪气，促使疾病向痊愈方向转化。

1. 扶正与祛邪的概念及关系　扶正，是采用扶助正气的药物或其他方法以增强体质，提高机体抗病和康复能力，从而祛除邪气，恢复健康。祛邪，是采用祛除邪气的药物或其他方法以祛除病邪，使邪去正安。扶正多用补虚之法，祛邪多用泻实之法，虽然方法不同，但两者相互为用，相辅相成。扶正使正气增强，有助于机体抗御和祛除病邪；祛邪能够排除病邪的侵害和干扰，使邪去正安，更有利于正气的保存和恢复。

2. 扶正祛邪的应用原则　在运用扶正祛邪原则时，要明确正邪双方消长盛衰的情况，根据正邪在疾病过程中所处的不同地位，分清扶正与祛邪的主次和先后，应把握“扶正而不留邪，祛邪而不伤正”，有针对性地灵活运用。

（1）扶正：适用于正气虚为主，而邪气不盛的虚性病证。临床上根据气虚、阳虚、阴虚、血虚等不同的情况，相应采取益气、助阳、滋阴、补血的方法治疗。

（2）祛邪：适用于邪气盛为主，而正气未衰的实性病证。临床上根据邪气的不同，分别采用汗法、吐法、下法、温法、清法、消法、通法等泻实的方法，邪去则正安。

（3）先祛邪后扶正：适用于邪盛正虚，以邪实为主，正气尚耐攻伐的病证。如瘀血内停所致的崩漏证，应先用活血祛瘀法祛除瘀血，然后再用补血之法补其虚。

（4）先扶正后祛邪：适用于正虚邪实，以正虚为主，机体不耐受攻伐的病证。如癌症后期的患者，因正气太虚弱，不宜攻伐，应先补益气血阴阳，然后再用祛邪之法。

（5）扶正与祛邪并用：适用于正虚邪实病证。根据疾病的具体情况，首先分清是以正虚为主，还是以邪实为主，或是虚实并重，然后随机应变，灵活运用。

（三）调整阴阳

疾病的发生，从根本上说，是机体阴阳的相对平衡遭到破坏，出现偏盛偏衰的结果。调整阴阳，损其有余，补其不足，恢复阴阳的相对平衡状态，正如《素问·至真要大论》所说：“谨察阴阳所在而调之，以平为期”。

1. 损其有余　主要是针对阴阳偏盛，即阴或阳的一方过盛有余的病证，采用“损其有余”即“实则泻之”的方法。如阳热亢盛的实热证，应清泻阳热，采用“热者寒之”的方法治疗；阴寒内盛的实寒证，应温散阴寒，采用“寒者热之”的方法治疗。

由于阴阳相互对立制约，因此“阳胜则阴病，阴胜则阳病”，阴或阳的一方过盛有余，可导致另一方的不足。所以在调整阴或阳的偏盛时，应注意是否出现相应的阳或阴偏衰的情况，如已有相对一方的偏衰时，则当兼顾其不足，配合以扶阳或益阴的方法。

2. 补其不足　主要是针对阴阳偏衰，即阴或阳的一方虚损不足或阴阳两虚的病证，采用“补其不足”即“虚则补之”的方法。如阳虚者补阳，阴虚者补阴，阴阳两虚者阴阳双补。

（1）阴病治阳，阳病治阴：由于阴阳之间的对立制约，阴或阳一方的虚损不足，会导致另一方的相对亢盛。如阴虚不能制阳，则表现为阳相对亢盛的虚热证；阳虚不能制阴，则表现为阴相对亢盛的虚寒证。前者滋阴以制阳，后者则补阳以制阴。

（2）阴中求阳，阳中求阴：由于阴阳之间的互根互用，在治疗阴阳偏衰病证时，应注意“阴中求阳”或“阳中求阴”的应用，即治疗阴虚证时，在滋阴剂中适当佐以补阳药；治疗阳虚证时，在补阳剂中适当佐以滋阴药，使得阳得阴助而生化无穷，阴得阳升而泉源不竭。

（3）阴阳双补：由于阴阳之间的互根互用，阴或阳一方虚损不足时，也会使另一方衰弱，最终出现阴阳两虚，此时应采用阴阳双补之法。

（四）调理气血

气和血都是构成人体和维持人体生命活动的基本物质。调理气血是针对疾病过程中出现的气血失调病理变化而制定的治疗原则。

1. 调气

（1）补气：气虚宜补气。气的生成源于先天之精气、脾胃化生的水谷精气及肺吸入的自然界之清气。补气多为补益肺、脾胃、肾等脏腑，以调补脾胃为重点。

（2）理气：气机失调宜理气。顺应脏腑气机升降规律，针对不同证候的气机失调而调理，如气滞者宜行气，气逆者宜降气，气陷者宜升阳举陷，气闭者宜开窍通闭，气脱者宜益气固脱。

2. 调血

（1）补血：血虚宜补血。血的生成源于水谷精微，与脾胃、心、肝、肾各脏腑功能关系密切，补血时应注意同时调治各脏腑，尤为重视调补脾胃。

（2）理血：血运失常宜理血。血寒、血热、气虚及气滞均可导致血瘀，血热、气虚、血瘀都可以导致出血。血寒宜温经化瘀，血热宜清热凉血，气虚宜补气理血，气滞宜行气理血，血瘀宜活血化瘀，出血宜先止血再治本。

3. 气血双调

（1）气血双补：气血两虚宜气血双补。

（2）行气活血：气滞血瘀宜行气活血祛瘀。

（3）益气摄血：气虚不能摄血所致出血宜益气摄血。

（五）三因制宜

三因制宜，即因时、因地、因人制宜，是根据季节气候、地域环境，以及患者的体质、性别、年龄等不同而制订适宜的治疗方法。

1. 因时制宜　指根据不同季节气候特点来制订治疗（护理）用药的原则。《素问·六元正纪大论》说："用凉远凉，用寒远寒，用温远温，用热远热。"春夏季节，气候由温转热，阳气升发，人体腠理疏松开泄，即使外感风寒，也不宜过用辛温发散药物，以免开泄太过，损耗气阴；而秋冬季节，气候由凉转寒，阴盛阳衰，人体腠理致密，阳气内敛，此时当慎用寒凉药物，以防耗阳伤气。

2. 因地制宜　指根据不同地域环境特点来制订治疗（护理）用药的原则。不同地区，其地理环境、气候条件及生活习俗各异，人的生理活动和病理变化也不尽相同，所以治疗用药应有所变化。即使是同一种病，地域不同，也应采用不同的疗法。如外感风寒表证，西北严寒地区，用辛温解表药量较重，多用麻黄、桂枝、细辛等辛温发汗力强之品；东南温热地区，用辛温解表药量较轻，多用荆芥、防风、苏叶、淡豆豉等辛温发汗力较弱之品。

3. 因人制宜　指根据患者的年龄、性别、体质、生活习惯、职业等不同特点，制订治疗（护理）用药的原则。

（1）年龄：年龄不同，其生理状况和病证特点也不同，治疗用药也应有所区别。老年人脏腑功能减退，气血亏虚，患病多见虚证，或虚实夹杂，治疗宜扶正补虚，有实邪的攻邪用药量要慎重，以防伤正。小儿生机旺盛，脏腑娇嫩，气血未充，患病易寒易热、易虚易实，病情变化较快，故治小儿病，忌投峻攻，慎用补益，用药宜轻。

（2）性别：男女性别不同，各有其生理特点，如妇女有经、带、胎、产等情况，治疗用药应加以考虑。如女子在妊娠期患病，峻下、破血、滑利、走窜或有毒药物，当禁用或慎用。产后诸病的治疗，应考虑气血亏虚及恶露等情况。

（3）体质：由于先天禀赋和后天因素的不同，人的体质有强弱、寒热、阴阳的区别。体质强壮者，耐受攻伐，泻实清热，用药可重；体质虚弱者，不耐攻伐，泻实清热，用药宜轻；阳盛或阴虚体质者，慎用温热之品；阳虚或阴盛体质者，慎用寒凉之品。此外，有的患者素有某些慢性病或职业病，还有情志因素、生活习惯等的不同，在诊治时也需考虑到这些方面的情况。

三因制宜的原则，充分体现了中医学的整体观念，反映了辨证论治（施护）在实际应用中的原则性和灵活性。

考点 三因制宜的概念

自 测 题

单项选择题

1. 最早提出“治未病”思想的医籍是
   A.《伤寒杂病论》　B.《黄帝内经》
   C.《难经》　D.《本草纲目》
   E.《神农本草经》
2. “见肝之病，知肝传脾，当先实脾”属于
   A. 三因制宜　B. 治病求本
   C. 扶正祛邪　D. 未病先防
   E. 既病防变
3. 中医治疗和护理疾病的根本原则是
   A. 治病求本　B. 通因通用　C. 寒者热之
   D. 热者寒之　E. 正治
4. 下列不属于治则的是
   A. 治病求本　B. 扶正祛邪
   C. 调整阴阳　D. 清热泻火
   E. 三因制宜
5. 气虚患者患感冒，采用益气解表的方法属于
   A. 急则治标　B. 缓则治本
   C. 标本同治　D. 虚则补之
   E. 先攻后补
6. 大出血患者应当采取的措施是
   A. 急则治标　B. 缓则治本　C. 标本兼治
   D. 扶正　E. 祛邪
7. 热病见热象，用寒凉药治疗属于
   A. 寒者热之　B. 热者寒之
   C. 寒因寒用　D. 热因热用
   E. 实则泻之
8. 下列哪项不属于正治法
   A. 寒者热之　B. 热者寒之
   C. 热因热用　D. 虚则补之
   E. 实则泻之
9. 顺从疾病假象而治的原则称为
   A. 正治　B. 反治　C. 祛邪
   D. 逆治　E. 标本同治
10. 对于瘀血所致崩漏用活血化瘀法治疗属于
    A. 实则泻之　B. 虚则补之
    C. 以补开塞　D. 通因通用
    E. 塞因塞用
11. 阴盛格阳的真寒假热证，应采用的治法是
    A. 寒热并用　B. 寒因寒用
    C. 热因热用　D. 通因通用
    E. 塞因塞用
12. 在治疗阴虚证时，在滋阴药中适当佐以补阳药的目的是
    A. 阴病治阳　B. 阳病治阴
    C. 阴阳双补　D. 阴中求阳
    E. 阳中求阴
13. “用凉远凉，用寒远寒，用温远温，用热远热”的治法体现了
    A. 因时制宜　B. 因人制宜
    C. 因地制宜　D. 未病先防
    E. 既病防变

（王　蓉）

第 8 章

中医护理常识

中医护理，是以中医理论为指导，运用中医护理技术，结合预防、保健、康复等的医事活动，保障人民健康的一门应用学科。早在《内经》中就较为系统地阐述了中医护理的内容，明确了中医护理的重要性，也指出了护理工作的重点，而护理措施恰当与否，直接影响疾病的预后。中医护理包括生活起居护理、情志护理、饮食护理、康复护理等。

第 1 节　生活起居护理

我国历代医家十分重视生活起居护理，早在《内经》中就强调，保持健康要懂得自然发展规律，适应四时气候，做到饮食有节、起居有常，否则就会影响人体的生理功能，导致气机逆乱或真精耗竭而疾病由生。

一、顺应四时调阴阳

顺应四时，是指顺应自然规律，包括顺应四时气候和昼夜晨昏变化等。在具体护理实践中要遵循“春夏养阳，秋冬养阴”的基本原则，顺应四时变化，做好护理工作，具体措施有以下几个方面。

1. 气候　外感六淫是致病的重要因素，而患病之人由于正气虚弱，更易受到外邪的侵袭。除室内温度适宜外，还要注意随时增减衣服。衣着应宽松舒适，透气吸汗，外出活动要避免感受外邪。

2. 季节　季节的交替变化也使人体的生理活动随之变化。《内经》中强调说：“故智者之养生也，必顺四时而适寒暑。”要做到春防风，夏防暑，长夏防湿，秋防燥，冬防寒。春养阳，早起锻炼，抒发气机，吸取新鲜空气，还要注意“春捂”；夏养阳与护阴并重，健身宜于清晨或傍晚；长夏时尤应注意湿邪侵袭；秋天应以“收养之道”为主，注意收敛精气，因燥气较甚、昼夜温差悬殊，还应注意保暖，保养阴津；冬季养精固阳，防寒保暖，饮食宜热，情志勿过，早起锻炼以待日光为宜。

3. 昼夜　对于昼夜晨昏的阴阳变化，人体也必须与之适应。机体患病时，阴阳失去平衡，适应能力较弱，对昼夜变化特别敏感。如昼暖夜寒，冬季夜间注意保暖；夏季虽然暑热，但夜间仍然比白天气温低，应注意不可袒胸露腹而受凉。有些疾病易于夜间发作，许多疾病常出现旦慧、昼安、夕加、夜甚的现象，昼轻夜重，护理人员应加强夜间巡视。

链接

春夏养阳，秋冬养阴

“春夏养阳，秋冬养阴”，语出《素问·四气调神大论》，高世栻注解：“圣人春夏养阳，使少阳之气生，太阳之气长；秋冬养阴，使太阴之气收，少阴之气藏。”是谓春夏养阳，以养阳之生长；秋冬养阴，以养阴之收藏。春温夏暑易伤阴，秋凉冬寒易伤阳，人之所共知。且于春夏，人们知养阴而不知养阳；于秋冬，人们知养阳而不知养阴。故春夏之际，有因求养阴却伤及阳者；秋冬之时，有因求养阳而伤及阴者。《内经》以世人之多疏忽，而善养生之圣人能识之，故言“圣人春夏养阳，秋冬养阴”，以顺从四时阴阳之变，是谓“以从其根”。这种理论，在保健方面具有重要的意义。

二、环境适宜避外邪

1. 室外环境　医院应营造良好的自然环境，使病室周围环境温度适宜，阳光充足，空气清新，水源洁净，景色秀美。如种植花草树木，绿色的环境能给人以清洁、舒畅、富有生机的感觉，使人心情愉悦、气血调畅、脏腑平和。

2. 室内环境　病室是患者治疗和休养的场所。病室环境好坏对患者的精神状态、身心健康及治疗效果都有较大的影响。因此，病室环境要求必须做到以下几个方面。

（1）合理安置病床：安置病床应根据患者的病证性质而定。如寒证、阳虚证者，多有畏寒恶风，宜安置于温暖向阳的病室，使患者感到舒适，避免日光直射面部；热证、阴虚证者，多有恶热喜凉之求，可集中于背阴凉爽的病室，使患者感到凉爽、舒适、心静，利于养病。危重患者应安置在靠近护士站的抢救室，护士方便观察和护理。

（2）病室宜保持安静：安静的环境有助于患者休养，使患者睡眠充足、心情愉悦、食欲增强、身体舒适，从而有利于康复。噪声的刺激容易使患者出现烦躁不安，尤其是心气虚患者常可因突然的声响而心悸不已。护理人员应设法消除一切嘈杂之声，如护理患者时做到四轻，即说话轻、关门轻、走路轻、操作轻；家属探视时应严格遵守探视制度、保持安静。

（3）病室保持适宜的温湿度：病室的温度一般以 18 ～ 22℃为宜，在适宜的室温中，患者可以感到轻松、舒适、安宁，并降低身体消耗。具体措施：已感受风寒或年老、体弱、阳虚、寒证的患者，多畏寒肢冷，室温宜高些；青壮年及感受暑热、阴虚或实热证患者，多燥热喜凉，室温宜低些。病室内的相对湿度以 50% ～ 60% 为宜，室内湿度适中，可使患者感到舒适。具体措施：对于燥证和阴虚患者，湿度宜偏高；对于湿证和阳虚证患者，湿度宜偏低；阳虚证多寒而湿，宜偏燥；阴虚证多热而燥，宜偏湿。

（4）病室宜通风：病室要经常通风换气，保持室内空气新鲜。通风要根据四时气候和病证不同而异，例如天气适宜时，早晚通风 30 分钟；天气恶劣时，通风 10 分钟左右，防寒气侵袭。表虚证、里寒证、里虚证患者虽适宜于空气清新的病室，但切忌病室内有对流风。对于表实证及透疹性疾病，如麻疹、水痘等，应禁止病室通风。

（5）病室宜保持适度的光线：一般病室内要求阳光充足，使患者感到舒适愉快。不宜让日光直射患者面部，中午要保证患者的休息，拉上窗帘；晚上室内光线要暗淡，以保证患者睡眠。医护人员夜间查房时，手电筒发出的光线不可直接照射在患者脸上。不同病证对光线要求也不同，如急性热病患者，光线可稍暗；眼病患者可用深色窗帘，避免光线对眼睛的刺激；寒证、风寒湿痹证患者，光线要充足；热证、阳亢、肝风内动患者，光线宜暗；痉证、癫狂证者，强光可诱发痉证发作，应用黑窗帘遮挡。尤其对长期卧床患者的床位尽量靠近窗户，以得到更多的阳光，有利于患者早日恢复健康。

（6）病室宜保持整洁：保持病室的清洁卫生对于患者身心健康是至关重要的。具体措施：病床间距≥ 1m；病室的陈设应简单、实用、安全、易清洁，物品放置位置应相对固定；病室每日常规清扫、擦洗，定期消毒，保持地面、床、椅、柜等用品的清洁，地面不湿滑，安全标志醒目；便器应放在指定位置，厕所、便池、水池要每日刷洗、定期消毒，以免污浊气味溢进病室；及时清除病室内各种排泄物。

三、起居有常适劳逸

起居有常，是指作息和日常生活的各个方面要合乎自然界及人体生理的正常规律，以保持机体阴阳动态平衡的状态。因此，护理人员应帮助患者建立一套科学、合理的作息制度，鼓励、指导患者做到有规律的起居作息及保持良好的生活习惯，提高机体对疾病的抵抗能力，从而避免发生疾病，达到延缓衰老、健康长寿的目的。

1. 规律生活　护理人员应和患者共同制订适合的治疗护理流程，使起床、入睡、饮食、查房、服药、治疗、检查、沐浴及自由活动均形成规律，对患者的病情康复极为重要。

2. 定时作息　护理人员要因时、因地、因人、因病制订不同的作息时间。作息时间多因季节而异，如春季是万物生发的季节，阳气生发，应早睡早起；夏季是万物繁茂的季节，阳气旺盛，天气炎热，昼长夜短，应晚睡早起，中午暑热最盛之时应适时休息；秋季是万物成熟的季节，阳气始敛，阴气渐长，应早睡早起；冬季是万物收藏的季节，阴寒盛极，阳气闭藏，应早睡晚起。

3. 充足睡眠　睡眠是人的一种生理需要，保证患者拥有高质量睡眠，可以消除疲劳、恢复精力，有利于恢复健康。具体措施：保证足够的睡眠，一般保证每日睡眠时间 8 ～ 10 小时；注意卧床软硬适宜；枕头一般离床面 5 ～ 9cm 为宜；保持正确的睡眠姿势；养成良好的生活习惯，如晚饭不宜吃得过饱，也不宜吃刺激性和兴奋性食物；睡前宜梳头，宜用热水浴足等。

4. 劳逸适度　在患病过程中，应合理安排各种活动，要求患者既要注意加强休息，又要进行适当活动，促进气血畅通、关节滑利、筋骨健壮、神志清爽，从而增强正气、抵抗邪气。任何活动均应坚持适中有度的原则，不宜太过或不及。过度安逸会影响气血的运行，使气血郁结、脏腑组织失养，产生相关病证，如《灵枢·九针论》说“久卧伤气”“久坐伤肉”。过度劳倦包括形体劳力过度、劳神过度及房劳过度，三者均可造成内伤虚损，因此，临床护理人员应当根据患者的具体情况合理安排活动和休息，指导患者生活中劳逸结合。

第 2 节　情志护理

情志护理，是指通过护理人员的语言、表情、姿势、态度、行为和气质等，改善和消除护理对象因喜、怒、忧、思、悲、恐、惊等情绪产生的不良心理状态和行为，调畅护理对象的情志，帮助患者树立战胜疾病的信心，并能够积极配合治疗和护理工作，促进康复并保持心理健康的一种护理方法。

一、情志护理的原则

1. 诚挚体贴，耐心细致　患者的情志状态和行为不同于正常人，常会产生寂寞、苦闷、焦虑、忧愁、悲哀、痛苦等不良情绪，甚至环境、生活的各个方面都会对情志有影响。护理人员应满腔热情地对待患者，要关心、同情和体谅患者，当患者忧愁或痛苦时，护理人员应主动为之分忧，患者悲观时，要热情地予以鼓励。情志护理不仅要注意到工作人员的言辞、态度，同时还要注意病室内环境舒适、温湿度适宜，使患者情绪安定，保持良好的情志状态，从而保持脏腑、气血功能旺盛，促使疾病痊愈。

2. 因人而异，辨证施护　辨证施护是中医护理的基本原则，即有针对性地对患者做好耐心细致的心理疏导工作。由于遗传、环境或所受教育不同，家庭、职业、性别、年龄、经济条件、知识水平和阅历的不同，情感、意志、需求、兴趣、能力、性格和气质的不同，以及疾病的性质和患病时间长短不同，患者的情志状态也是不相同的。如有的人热情开朗，虽患病却精神饱满，与医护人员配合良好；有的人不能克制自己的情绪。护理人员根据不同情况要采取不同的方法，既要耐心又要细致，要坚持正面引导，以情动人，又要分析病情，因人而异，有的放矢地采取不同的心理疏导方法，才会收到事半功倍的治疗效果，有利于患者身体康复。

3. 静养心神，戒焦戒躁　安静的环境能使患者心情愉快和身体舒适，有利于机体康复。喜、怒、忧、思、悲、恐、惊七情过激均可引起人体气机紊乱，导致各种疾病。故应通过各种心理调摄，消除不良刺激，保持良好心境，避免患者受到不必要的恶性刺激。

4. 开导鼓励，调畅情志　保持乐观的心情能使人体气血调和，不管患者的病情怎样，都要细心开导患者、鼓励患者保持积极乐观的情绪，调动患者的积极性，增强患者战胜疾病的决心和意志，以促进病情的好转。反之，原本可以治好的疾病也可能会迅速恶化而产生不良后果。

二、情志护理的方法

1. 说理开导，调和情志　李中梓《医宗必读》中曾指出：“境缘不偶，营求未遂，深情牵挂，良药难医。”这类患者，只有将内心的苦痛倾吐出来，郁闷之气才能得以舒畅，护理人员要善于因势利导，用恰当的语言加以抚慰、开导，使其从精神创伤中解脱出来。叶天士也认为：“内伤情怀起病，务以宽怀解释。”用个别交流的方法，往往可以收到宽心畅怀之效。通过正面说理开导，使患者认识到喜怒有度是养生长寿的根本，从而自觉地戒除恼怒，调和情志。说理开导要因人而异，做到有的放矢，生动活泼，耐心细致。用实事求是的方法为患者分析病情，启发患者以自我开导来解除或缓解其心理压力，调整情绪，从而达到治愈情志疾病的目的。进行说理开导，护理人员必须要取得患者的信赖，态度要真诚热情，对患者要有同情心和责任感，对患者的隐私要注意保密，尊重患者的人格，才能通过说理开导，动之以情，晓之以理，喻之以例，明之以法，从而达到改变患者精神及身体状况的目的。

2. 静心养神，移情易性　移情，是指将注意力转移。《内经》中曾指出“移精变气”的方法，即转移患者的精神，以调整逆乱之气机，从而达到治病目的。为患者创造能够清静养神的幽雅环境，避免外界事物的不良刺激，尤其是过强的噪声。疏导患者保持清静的心态，使患者少思少虑，排除杂念，做到精神内守、心平气和，使之宁静、乐观、豁达，一切顺其自然，避免情绪波动。

患者发病后，往往将注意力集中在疾病上，整天围绕疾病胡思乱想，陷入苦闷烦恼和忧愁之中，这不仅严重影响治疗效果，而且还能加重病情。临床可以适当组织轻症患者从事一些力所能及的活动，如太极拳、音乐歌舞、琴棋书画、交友览胜、种花垂钓等，培养情趣，陶冶情操，让患者把精神及注意力从疾病转移到其他方面。太极拳不仅可锻炼身体，也是静心养神的一种好方法，可以加速疾病的康复；其次，音乐歌舞、琴棋书画等也可陶冶患者情操，带患者进入一种优雅的情境，使气血平和，从而克服紧张、烦闷之感，促进患者早日康复。

3. 情志相胜，以情制情　以情制情，是以一种情志抑制另一种情志，达到淡化，甚至消除不良情志，以保持良好精神状态的一种情志护理方法。如《素问·阴阳应象大论》根据五行相克关系提出：“怒伤肝，悲胜怒；喜伤心，恐胜喜；思伤脾，怒胜思；忧伤肺，喜胜忧；恐伤肾，思胜恐。”如对过喜造成的精神散乱，施恐怖之言以吓之，对于过度思虑所致的疾病，以怒而激之，采用此法时应注意适度。

4. 释疑解惑，心理暗示　人患病以后容易产生各种各样的猜疑心理，尤其是久病不愈之人，往往由于“久病知医”，而又一知半解，就小病疑大，或轻病疑重，甚至听说某某确诊为癌，就怀疑自己患了不治之症，以致精神紧张，忧心忡忡，寻求名医，要求做各种各样的检查，对医生的诊断提出各种疑问。对于这类患者，医护人员要耐心向他们解释病情，不可搪塞，以免增加怀疑，要向他们宣传疾病的有关知识，解除患者不必要的疑虑，帮助患者从疑惑中解脱出来。心理暗示，是指医者运用语言、情绪、行为等给患者以暗示，从而减轻或消除精神负担，增强战胜疾病的信心，坚信疾病可以治愈，必要时可给予安慰剂治疗。

5. 顺情从欲，发泄抑情　顺情从欲，指顺从患者的意志、意愿、情绪，满足其身心的需要。患者在患病过程中，情绪多有反常，对此，顺其情从其意，有助于身心健康。对于患者心理上的需求，在护理中注意分析对待，如果是合理的，条件又允许，医护人员应尽力满足所求或所恶，或对其想法表示同情、理解和支持，如满足患者机体的舒适、清洁的环境、合理的营养、有效的诊疗、耐心的解释、适当的信息等要求。医护人员应为患者提供支持系统，积极争取患者的家属、亲朋好友、同事、单位及社会相关组织为患者提供爱护、关怀和帮助，对解决患者的心理问题可起到明显的作用。引导家属在患者面前保持良好的情绪，多理解体贴患者，在生活上给予无微不至的关怀和照顾，共同创造温馨的家庭气氛，使患者心境达到良好状态，促进患者早日康复。

发泄抑情，是心理疏导的一种治疗方法。发泄可使忧郁和压抑的情感得到表达和疏导，情释开怀，身心得舒。发泄的方式有多种，比如哭、歌唱、谈心、倾诉等。对于抑郁已久的患者，允许其向医护人员发泄，但要适可而止，不可过度。对精神状态忧郁和压抑的患者，应顺从其意志和情绪，满足其合理要求，鼓励其开阔眼界，提高其对不良情绪刺激的耐受性，以化郁为畅，疏泄情志，使气调而复原。

考点 情志护理的方法

三、预防七情致病的方法

情志养生法，是预防七情致病的有效方法，主要是指通过自己对外界客观环境或事物情绪反应的自我调节和转变自己错误的思维方式，将心情调节到良好状态，使之健康长寿的方法。早在《内经》中就有关于七情与人体养生关系的阐述，如《素问·上古天真论》说："恬淡虚无，真气从之，精神内守，病安从来。是以志闲而少欲，心安而不惧，形劳而不倦"。总之，情志活动与内脏关系十分密切，过激的情志，是产生疾病的重要因素。避免情志过激的方法是，遇事要镇定自如，冷静地对待目前的复杂事情。事情过后，不要把它长期放在心上，自寻烦恼。平日增加各种有益身心健康的爱好，寻找精神寄托，这样对预防情志过度能起到积极的作用。培养乐观的人生态度，提高心理上的抗逆能力，胸怀要宽阔，情绪宜乐观。引导患者把人生忧喜、荣辱、劳苦、得失视为过眼烟云，淡泊宁静，知足常乐，万事只求安心，保持精神内守，人则可健康长寿。

第 3 节　饮 食 护 理

饮食是人体生长发育必不可少的物质，是五脏六腑、四肢百骸得以濡养的源泉，也是人体气血津液的来源。《素问·藏气法时论》中指出："五谷为养，五果为助，五畜为益，五菜为充，气味合而服之，以补精益气"；《素问·上古天真论》中指出："饮食有节……尽终其天年，度百岁乃去"；《素问·痹论》说："饮食自倍，肠胃乃伤"；《素问·生气通天论》说："膏粱之变，足生大丁"等，均说明注意饮食营养对保持健康十分有益，强调不注意饮食卫生和饮食不节是多种疾病发生的直接原因。

一、饮食护理的概念

中医学非常强调饮食护理，素有食治胜于药治，药补不如食补之说，说明治病不仅要依靠药力，饮食调护也非常重要。

饮食调护就是在治疗疾病的过程中，根据中医学辨证施护的原则，进行营养膳食方面的护理，即调整饮食规律、注意饮食宜忌、合理摄取食物等。由于饮食对人的生命活动和提高治疗效果、促进患者康复有着十分重要的作用，因此护理上应遵循中医理论体系，做好饮食调护。

考点 饮食护理的概念

二、饮食的种类

食物同药物一样，也具有寒、热、温、凉四性和辛、甘、酸、苦、咸五味及升、降、浮、沉等作用趋向，只是其性能一般不如药物强烈。部分食物兼有食用和药用的双重作用，临床常分为温性、热性、凉性、寒性、平性补益、发散类食物。在选择食物时要遵循“寒者热之，热者寒之，虚则补之，实则泻之”的原则。如饮食调护得当，则可提高疗效、缩短病程；反之则加重病情。

在饮食调护中，一般按照下列七种常用食物分类，以便辨证选用。

（1）热性食物：具有温里祛寒、益火助阳的功用，适用于实寒证。热性食物多辛香燥烈，容易助火伤津，凡热证及阴虚者应忌用。如白酒、姜、蒜、花椒、辣椒等。

（2）温性食物：具有温中、补气、通阳、散寒、暖胃等功用，适用于虚寒证，或实寒证，病情较轻者。温性食物虽比热性食物平和，但有一定的助火、伤津、耗液倾向，凡热证及阴虚有火者应慎用或忌用。如羊肉、牛肉、桂圆肉等。

（3）寒性食物：具有清热、泻火、解毒等功用，适用于发热较高，热毒深重的里实热证。寒性食物易损伤阳气，故阳气不足、脾胃虚弱者慎用。如苦瓜、绿豆、茶叶、莴苣等。

（4）凉性食物：具有清热的功用，适用于发热、痢疾、痈肿、目赤肿痛、咽喉肿痛等里热证。凉性食物较寒性食物平和，但久服亦能损伤阳气，故阳虚、脾气虚弱者慎用。如李子、芒果、梨、柠檬等。

（5）平性食物：没有明显的寒凉或温热偏性，因而不致积热或生寒，故为人们日常所习用，也是患者饮食调养的基本食物。平性食物味有辛、甘、酸、苦、咸之别，因而其功效也有不同，应根据患者的病情和体质灵活选用。如大豆、玉米、豆浆、猪肉、鸡蛋、花生等。

（6）补益类食物：具有益气、养血、壮阳、滋阴等功用，根据其寒凉温热的不同，分为清补、温补和平补三类。

1）清补类食物：一般具有寒凉性质，有清热、泻火、解毒的功效。适用于阴虚证或热性病需进行补养和调护者，寒证和素体阳虚者应慎用。如鸭肉、鹅肉、豆腐、莲子、冰糖、甲鱼、百合等。

2）温补类食物：一般具有温热性质，有温中、助阳、散寒的功效。适用于阳虚证、气虚证或久病体弱、禀赋不足者。热证和阴虚火旺者慎用或禁用。如羊肉、牛肉、核桃、桂圆肉等。

3）平补类食物：一般没有明显的寒凉和温热偏性，适用于各类患者，尤其常用于疾病的恢复期，也适用于正常人的补益。如鸡蛋、猪肉、鸡肉、银耳、猪肝、山药等。

（7）发散类食物：具有动风生痰，发毒助火助邪等功用，易诱发旧病，加重新病。如禽畜类中的羊肉、驴肉；蔬菜类的香菇、芫荽、香椿；水产品类的虾、蟹等。

三、饮食调护的原则和方法

1. 饮食护理的原则

（1）饮食有节：主要是指进食的量与进食的时间。按照固定的时间，有规律地进食，三餐应定时、定量，遵循“早吃好，午吃饱，晚吃少”的原则，切忌饥饱不调、暴饮暴食，以免伤及脾胃。

（2）荤素搭配：是饮食的重要原则，也是长寿健康的秘诀之一。饮食应以谷物、蔬菜、瓜果等素食为主，辅以适当的肉、蛋、鱼类，使机体吸收的营养达到平衡，维持机体的生理功能。所以，应注意饮食口味不要过重，尤其应避免过度嗜咸和嗜甜。

（3）谨和五味：根据五味的不同特点及五味对身心功能的不同效应，合理调配，讲究饮食五味的多样化、食谱的广杂与合理，不可偏食。如偏嗜辛、甘、酸、苦、咸任何一味，即可五味失调，脏腑功能失调，正气受损，邪气易乘虚而入，从而损害健康，发生疾病。

（4）饮食有方：饮食环境要安静、整洁、温湿度适宜；饮食时宜保持情绪轻松，精神愉快；食物应软硬恰当，冷热适宜；食后不可即卧，应轻微活动，以助脾胃运化；晚上临睡前不要进食；食物要新鲜、干净，以免导致胃肠疾病或加重病情。

（5）辨证施膳：是中医的辨证施治在药膳中的具体应用。辨证是施膳的前提，施膳以辨证为依据，证同膳同，证异膳异。辨证施膳包括因证施膳、因时施膳、因地施膳和因人施膳四个方面。

2. 常用饮食护理的方法　中医学认为药食同源，临床上常用的饮食调护的方法主要有以下几种。

（1）汗法：亦称解表法，是通过发汗以开泄腠理，调畅营卫，达到逐邪外出，解除表证的一种治法。其主要适用于一切外感病初起，病邪在表，症见恶寒发热、头身疼痛、苔薄、脉浮等。汗法包括辛温解表法和辛凉解表法。前者常用食物有葱、姜、醋、大蒜，后者常用食物有苦瓜、黄瓜、绿豆等。

（2）下法：亦称泻下法，是用具有通便作用的食物通泻大便或祛除肠内积滞的方法。其主要适用于病后、产后和年老体虚，气血不足，肠燥便秘者，常用食物有果仁、芝麻、蜂蜜、桑椹、香蕉、菜泥等。

（3）温法：亦称温里法，是运用温、热性食物，来祛除寒邪和补益阳气的一种方法。其主要适用于里寒证或素体阳虚之人，症见肢体倦怠、四肢不温、腹痛吐泻等，常用食物有辣椒、酒、花椒、姜、羊肉等。

（4）清法：亦称清热法，是运用寒、凉性食物，通过泻火、解毒、凉血等作用，以清除热邪的一种方法。其主要适用于实热证或素体阳盛之人，症见发热、烦渴、口舌生疮、小便短赤等，常用食物有西瓜、乌梅、藕、黄瓜、苦瓜、菠萝、绿豆等。

（5）消食法：亦称消导法，是运用具有消食健胃作用的食物开胃消食的一种方法。其主要适用于脾胃升降失调，饮食不化之证，症见嗳腐吞酸、脘痞腹胀、厌食呕恶等，常用食物有山楂、萝卜、醋等。

（6）补法：亦称补益法，是运用具有补益作用的食物，以益气强筋，补精益血，消除虚弱证候的一种方法。其主要适用于气虚、血虚、阴虚和阳虚等证。根据病情的不同，选择补益类食物。

四、饮食的辅助治疗作用

疾病有寒热虚实之分、阴阳表里之别，患病后所服药物也各具性味，加之食物也多偏性，药食得宜则疾病向愈，不宜则疾病加重。疾病治疗过程中应根据患者的病情、体质、季节、气候、饮食习惯等诸方面的因素，合理选择饮食，使饮食与治疗相配合，达到良好的治疗和康复目的。

（1）因证施食：根据病情、证候、体质、健康等情况，加以辨证分析，有目的地选择食物。总的原则是寒证宜温，热证宜凉，虚证宜补。

（2）因地施食：由于不同地区的地势环境、气候条件及生活习惯不同，人的生理活动和疾病特点也不尽相同，故施膳时应区别对待。如西北严寒地区，气候寒冷干燥，易受寒伤燥，宜食温阳散寒或生津润燥类食物；而在东南温热地区，气候温暖潮湿，易感湿邪，宜食清淡、除湿类食物等。

（3）因人施食：由于人的体质有寒、热之分，其气血盛衰有强弱之别，施膳也应根据不同特点加以区别。如小儿因脏腑娇嫩，形气未充，宜健脾消食，可选用怀山药粥、红枣粥、山楂等；老年人气少血衰，宜选择易消化且有补益作用的食物，如蒸子鸡等；妇女有经期、怀孕、产后、哺乳等生理时期，应根据不同时期选择补气、补血、补肾、通乳之品，如鸡肉、糯米粥、鳝鱼、猪蹄等。

（4）因时施食：四时季节的变化，对人体的生理功能可产生不同的影响。因此，饮食宜忌也有所不同。春季气候由寒转暖，阳气生发，食宜清温平淡；夏季阳气亢盛，天气炎热，食宜甘寒，但应忌生冷不洁食物；秋季阳收阴长，燥气袭人，食宜滋润收敛，忌辛辣温热；冬季阳气潜藏，阴气盛极，最宜温补，忌食生冷寒凉之物。

（5）辨药施食：患者所服药物均具有各自的性味、功效。为更好地发挥药效，患者饮食的性味一般应与所服药物的性味一致，忌与所服药物的性味相反，以免降低药效。食物与所服药物的性味相同，还可增强药物的功效，有利于病情的康复。

（6）特殊宜忌：某些疾病和药物有特殊的饮食禁忌，一是药后忌口，如服药期间忌酸、冷、黏腻、气味腥膻的食物；二是疾病忌口，如消渴者忌糖；水肿者忌盐；肝病晚期者忌各种肉类；患有疔、疮、痈疡、过敏性疾病、皮肤病者忌食鲤鱼、鲫鱼、虾、蟹等发物。此外，还应注意食物与药物、食物与食物之间的关系。如中药忌茶，参类补品忌萝卜，蜂蜜忌葱，白术忌桃、李，鳖甲忌苋菜，荆芥忌鲫鱼，天门冬忌鲤鱼，鳝鱼忌犬肉，雀肉忌白木耳等。

五、临床常见病证的饮食禁忌

（1）热证：此类患者阳热偏盛，伤阴耗液，故宜清热、生津、养阴，宜寒凉性和平性食物，忌辛辣、温热之品。

（2）寒证：此类患者阴寒偏盛，阳气亏虚，故宜温里、散寒、助阳，宜温热性食物，忌寒凉、生冷之品。

（3）虚证：阳虚者宜温补，忌寒凉；阴虚者宜清补，忌温热；气血虚者可随病证的不同辨证施膳。虚证患者多脾胃虚弱，进补时不宜食用滋腻、坚硬之品，饮食宜清淡而富于营养。

（4）实证：此类患者应根据病情之表里寒热和轻重缓急辨证施膳，根据“急则治其标，缓则治其本”和“标本兼治”的原则进行调护，一般不宜施补。

（5）外感病：外感病患者宜饮食清淡，可食葱、姜等辛温发散之品，忌油腻厚味。

（6）其他：各类血证、阴虚阳亢证、目疾、皮肤病、痔瘘、疮疖、痈疽等病证忌辛热类食物，如葱、蒜、生姜、胡椒、花椒、辣椒、白酒等；肝阳、肝风患者忌食鹅肉、公鸡肉、鲤鱼肉等；患有疔、疮、痈疡等各种皮肤病及可能复发的痼疾者，忌食腥膻等发物，如带鱼、黄鱼、虾、蟹、蚌，以及病死畜肉等，以免诱发旧疾，加重新病。

第 4 节　康复护理

康复，即恢复平安或健康之意。中医康复护理，是运用中医整体观念和辨证施护理论，利用传统康复护理的方法，配合康复医疗手段、传统康复训练和养生方法，对残疾者、慢性病者、老年病者及急性病缓解期患者，通过积极的康复护理措施，使形体和精神能尽量地恢复到原来的健康状态的一种护理方法。中医康复护理不同于中医临床护理，临床护理多需要依靠药物和常用护理技术，而康复护理运用独特的康复护理方法，配合自我康复训练使患者达到康复的目的。

一、康复护理的原则

1. 形神兼养　中医康复理论认为，人体千变万化、错综复杂的疾患，都是形神失调的结果。因此，康复护理必须从形和神两个方面进行调理。养形，重在补益精血，配合适当运动，以促进周身气血运行，增强抗御病邪的能力。调神，是指通过语言疏导、以情制情、娱乐等方法，使患者摒除一切有害的情绪，创造良好的心境，保持乐观开朗、心气平和的精神状态，以避免病情恶化。

2. 内外结合　内，指内治法，主要指药物、饮食等内服的方法；外，指外治法，包括针灸、推拿、气功、传统体育、药物外用等多种方法。人体是一个有机的整体，通过经络系统的联系，气血的运行贯通，上下、内外各部分之间都保持着相互协调的关系。因此在康复护理的过程中，将内治与外治诸法灵活地结合运用，对内可调整脏腑阴阳气血，恢复和改善脏腑组织的功能活动，对外能通过经络的调节作用，疏通体内阴阳气血的运行，能促进患者的整体康复。

3. 药食结合　是指药物治疗与饮食调养相结合。由于药物治疗具有康复作用强、见效快的特点，因此，药物治疗是康复护理的主要措施。恢复期的患者大多病情复杂，病程较长，服药时间过久，可能会损伤脾胃功能，或出现一些副作用。饮食虽不能直接祛邪，但能通过调节脏腑功能以补偏救弊，达到调整阴阳，促进疾病康复的目的。而且饮食与日常生活相融合，优点颇多，如制作简单，味道鲜美，易被患者接受，便于长期服用等。因此，调饮食以养形体，是康复护理的重要原则。

二、康复护理的方法

传统康复护理的方法，除遵循住院患者的一般护理方法以外，还应在中药熏洗、针灸推拿、运动康复、康复功能训练、生活能力训练等方面突出康复护理的特点。

（1）中药熏洗：根据证型配以相应的方药，做成药包加沸水冲泡，先熏后洗。熏洗过程中一定要根据患者的耐受程度调节适宜的药液温度，特别是老年患者，由于对温度的敏感性下降，在熏洗时要防止烫伤的发生。合并有传染病的患者应使用单独的浴具，并单独严格消毒。

（2）针灸推拿：能疏通经络，调整脏腑气血功能，促进机体阴阳平衡，解除或缓解各种虚寒性病证的临床症状。通过运用温通经络、调和气血、消肿散结、祛湿除寒、回阳救逆等法，达到治病保健康复的目的。

（3）运动康复：是对康复患者的行走、活动的护理，应按照康复治疗的规程进行。要合理安排休息与运动，掌握动静结合的原则，做适当的运动健身，对康复功能训练的患者进行指导与护理。

（4）康复功能训练：对康复患者的功能训练，要根据病证和伤残情况选择不同的训练方法，护理人员要指导和配合功能训练，使患者尽快生活自理，获得劳动能力，走向社会，走向生活。

（5）生活能力训练：为了使伤残人员尽快独立生活和工作，在康复期就应进行生活能力的训练，如起床、穿衣、洗脸、漱口、吃饭、解大小便等。

自测题

单项选择题

1. 秋季起居方面应遵循

A. 早睡早起　B. 早睡晚起
C. 晚睡早起　D. 晚睡晚起
E. 以上均不对

2. 普通病房的温度应控制在

A. 16～20℃　B. 18～22℃
C. 20～24℃　D. 24～26℃
E. 26～28℃

3. 在四季环境所避外邪中哪项不妥

A. 春防风　B. 夏防寒　C. 长夏防湿
D. 秋防燥　E. 冬防寒

4. 三国演义有“望梅止渴”的典故，这在临床的情志护理中属于

A. 说理开导　B. 释疑解惑
C. 暗示疗法　D. 发泄解郁
E. 诱导疗法

5.“生活有规律，定时作息，充足睡眠，劳逸结合”

属于

A. 药物预防 B. 加强锻炼 C. 劳逸结合

D. 调节情志 E. 起居有常

6. 在医护工作中，应做到四轻，下列哪项不妥

A. 咳嗽轻 B. 走路轻

C. 开关门轻 D. 说话轻

E. 操作轻

7. 室内温度偏高适合于下列哪类患者

A. 肝阳上亢 B. 实热证 C. 阳虚

D. 阴虚 E. 青壮年

8. 以下哪项不属于情志护理的基本原则

A. 诚挚体贴，耐心细致

B. 因人而异，辨证施护

C. 注意饮食调配

D. 静养心神，戒焦戒躁

E. 开导鼓励，调畅情志

9. 七情过极，可采用以情胜情法，若恐伤肾，应

A. 以喜胜之 B. 以怒胜之

C. 以悲胜之 D. 以思胜之

E. 以惊胜之

10. 下列叙述中，不正确的是

A. 夏季易感暑热，应经常开窗通风，保持室内空气流通

B. 年老体弱者宜安排在室温偏高的阳面房间

C. 有眼病的患者，病室内的光线宜偏暗

D. 青壮年患者宜安排在室温偏低的阴面房间

E. 阴虚证患者，室内的湿度宜偏低

11. 饮食护理的原则不包括

A. 饮食有节 B. 多荤少素

C. 谨和五味 D. 饮食有方

E. 辨证施膳

12. 下列关于饮食调护的叙述中，哪项是错误的

A. 饮食宜清淡卫生 B. 不可偏嗜五味

C. 进食宜缓慢 D. 食后要漱口

E. 食后应边摩腹边卧床休息

13. 采用一定的措施，分散患者对所患疾病的注意力，使其注意力从疾病转移到其他人或物上，这种情志护理方法是

A. 顺情从欲 B. 以情胜情 C. 说理开导

D. 移情疗法 E. 释疑解惑

14. 在中药熏洗过程中要根据患者的耐受程度调节适宜的药液温度，哪一类患者由于对温度的敏感性下降，要特别注意防止烫伤的发生

A. 老年患者 B. 中年患者

C. 青少年患者 D. 女性患者

E. 男性患者

15. 传统康复护理的方法，除遵循住院患者的一般护理方法以外，还包括

A. 中药熏洗 B. 针灸推拿

C. 运动康复 D. 康复功能训练

E. 以上都是

（林柳艺）

第9章
中医适宜技术

中医药有五千年的悠久历史，我国劳动人民在长期与疾病斗争中，积累了丰富的治疗（护理）经验和治疗（护理）技术，如针法、灸法、推拿、拔罐、刮痧等，这些技术适应范围广、疗效显著、经济安全、操作方便，深受广大人民群众的欢迎。

第1节　针刺护理

针刺，是指利用不同针具，采取一定手法，刺激人体经络腧穴，通过激发经络、腧穴之气，以达到防治疾病的一种治疗方法。目前临床上应用最多的针刺方法为毫针刺法，本节所述针刺护理技术主要是毫针针刺护理。

案例 9-1

张某，男，58岁。咳嗽，咳黄黏痰2周，痰不易咳出，无发热恶寒，5天大便未通，苔黄少津，口干，脉沉。胸部X线检查未见异常。经医生诊查开出如下处方：针刺尺泽、阴陵泉、足三里等穴。

问题： 1. 在对患者施行针刺前应做好哪些护理工作？

2. 针刺护理时可采用哪种进针方法和行针手法？

一、针刺适用范围

毫针针刺具有疏通经络，调节脏腑、气血功能的作用，其适用范围很广，能治疗内、外、妇、儿、五官等各科病证，尤其是各种痛证，如头痛、胃脘痛、腹痛、腰痛、痛经、牙痛、咽喉肿痛等，效果显著。

二、针　刺　法

（一）针刺用具

针刺用具简称针具，毫针刺法所用针具为毫针，是针灸临床最常用的针具。

1. 毫针的结构　目前毫针多由不锈钢制成，亦有用金、银或合金制成的。毫针的结构分为五个部分：针尖、针身、针根、针柄、针尾。针尖，是指针的尖端锋锐部分，尖而不锐，圆而不钝；针身，是指针柄与针尖之间的部分，挺直、光滑，有弹性；针根，是指针身与针柄相连接的部分；针柄，是指毫针上端缠绕金属丝的部分，用以持针着力；针尾，是指针柄的末端部分（图9-1）。

2. 毫针的规格　毫针根据针身的长短和粗细而有不同的规格，临床一般以1～3寸（25～75mm）长和28～50号（0.32～0.38mm）粗细者为最常用。

3. 毫针的检查与保藏　毫针在使用前，要注意针尖无钩曲或变钝；针身要挺直而光滑，无弯曲或折痕；针柄无诱蚀或弯曲；针根无剥蚀或松动现象。除了一次性毫针外，反复使用的针具要注意消毒、保养，防止针尖受损，对针具应当妥善保存。

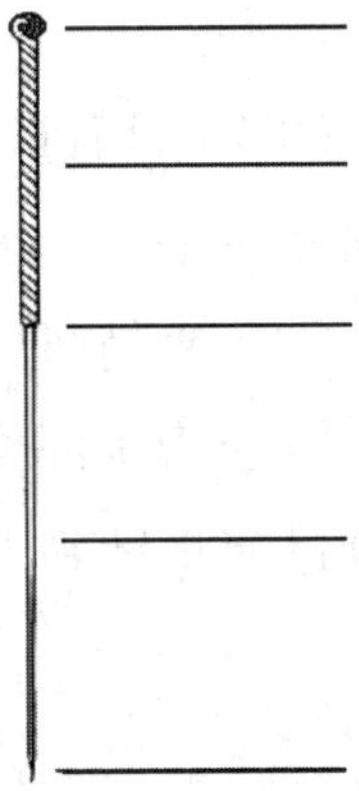

图 9-1　毫针的结构

（二）针刺练习

毫针针体细软，只有用一定的指力和熟练的操作方法，才能顺利地施行针刺和获得良好的针刺效果。因此，正式针刺前进行针刺练习是非常重要的。针刺练习一般有纸垫或棉团练针（图 9-2 和图 9-3）、自身试针、相互练针几个过程，主要包括指力练习、手法练习和手感练习。

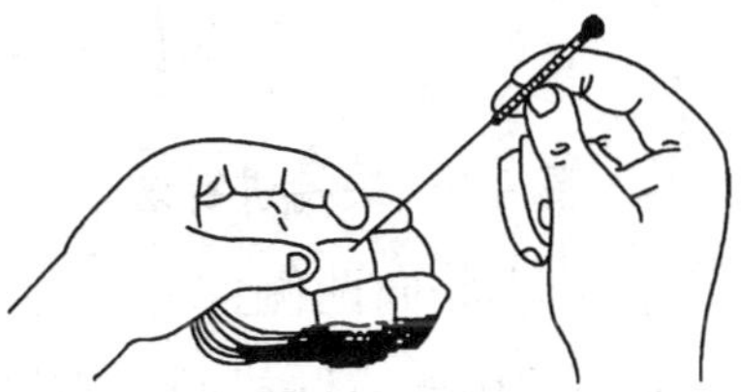
图 9-2　纸垫练针

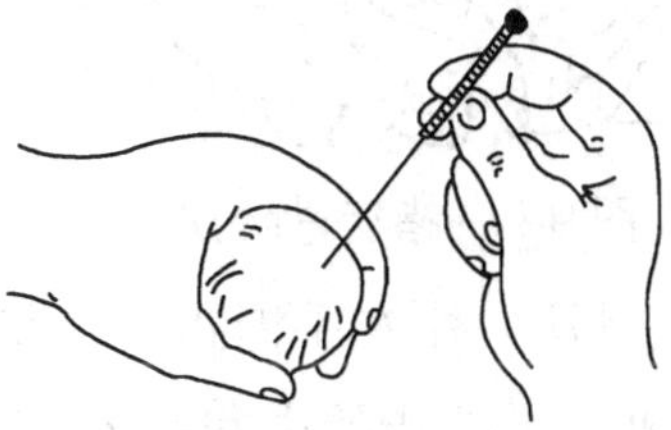
图 9-3　棉团练针

进行练针时，首先要自制纸垫或棉团，如用松软的纸张，折叠成长约 8cm、宽约 5cm、厚 2 ～ 3cm 的纸垫，用线扎紧呈“井”字形，做成纸垫；或用布将棉花包裹，用线封口扎紧，做成直径 6 ～ 7cm 的棉团。左手持纸垫或棉团，右手拇、示、中三指如持笔状持针，做进针练习。

（三）针刺前的准备

针刺前的准备有以下几方面：一是对患者做好评估和思想工作，注意患者是否适合针刺，对于初次施针者做好解释工作，消除恐慌心理，配合医者施针；二是准备好针刺用品，如治疗盘、消毒毫针、皮肤消毒液、无菌棉签、弯盘等，并选择、检查针具；三是指导患者选择适宜体位，以医者取穴、施术方便，患者舒适并能持久留针为原则；四是针刺前医者手指和施术部位消毒后才可施术。

链接

针灸常用体位

针灸施术时医护人员要根据情况协助患者选取合适的体位。临床上常用的体位有仰卧位、俯卧位、侧卧位、仰靠坐位、俯伏坐位、侧伏坐位。仰卧位适合取头面、颈、胸腹部的腧穴；俯卧位适合取头项、腰背部的腧穴；侧卧位适合取身体侧面的腧穴；仰靠坐位适合取头面和颈前部的腧穴；俯伏坐位适合取后头、项背部的腧穴；侧伏坐位适合取头面侧部的腧穴。

（四）进针方法

临床一般用右手持针操作，以右手拇、示、中三指夹持针柄，其状如持毛笔，故持针右手称为刺手（图 9-4）；左手手指按压所刺部位，或辅助进针，故称左手为押手。临床常用进针方法有以下几种。

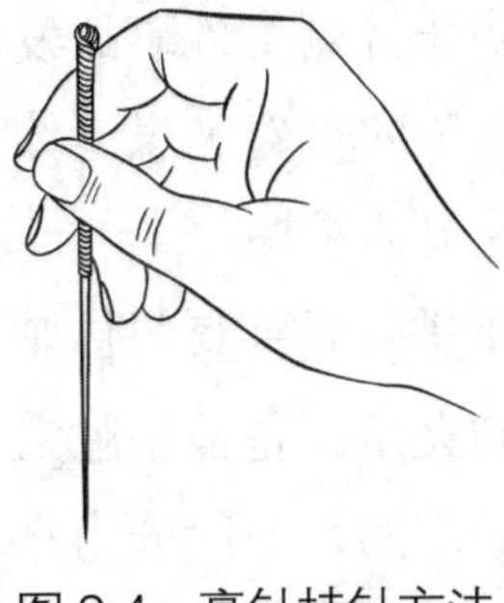
图 9-4　毫针持针方法

1. 单手进针法　只用刺手将针刺入穴位的方法。本法适用于短针进针。

2. 双手进针法　刺手与押手相互配合进针的方法，常用的方法有以下四种。

（1）指切进针法：又称爪切进针法，以左手拇指或示指端切按在穴位旁，右手持针，将针紧靠左手指甲缘刺入穴位（图 9-5）。本法适用于短针的进针。

（2）夹持进针法：用左手拇指和示指夹持消毒干棉球，裹住针身下端，露出针尖，将针尖固定于所刺部位的皮肤表面，右手持针柄，使针身与皮肤垂直，在右手指力下压时，双手配合迅速将针刺入腧穴（图 9-6）。本法适用于长针的进针。

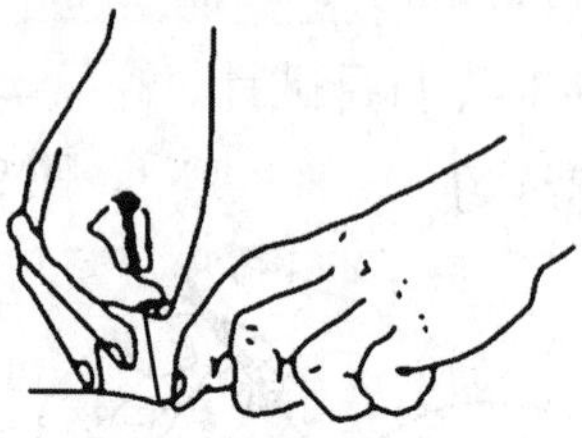

图 9-5 指切进针法

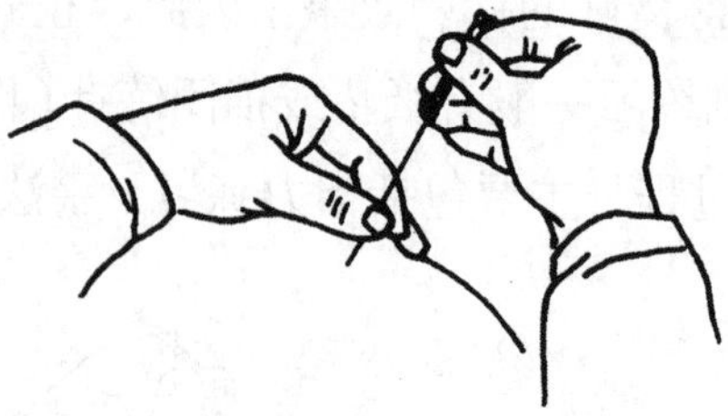

图 9-6 夹持进针法

（3）舒张进针法：用左手拇指、示指将所刺部位的皮肤向两侧撑开，使之绷紧，右手持针，将针从左手拇、示二指的中间刺入（图 9-7）。本法适用于皮肤松弛或有皱纹部位的进针，如腹部。

（4）提捏进针法：用左手拇指、示指将所刺部位的皮肤提起，右手持针从捏起部位的上端将针刺入（图 9-8）。本法适用于皮肉浅薄部位腧穴的进针，如印堂。

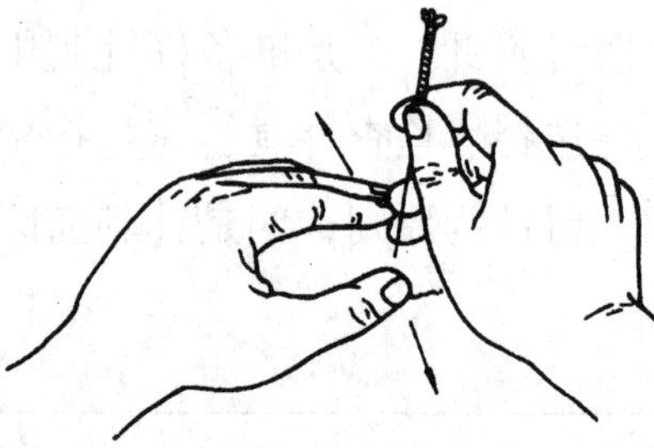

图 9-7 舒张进针法

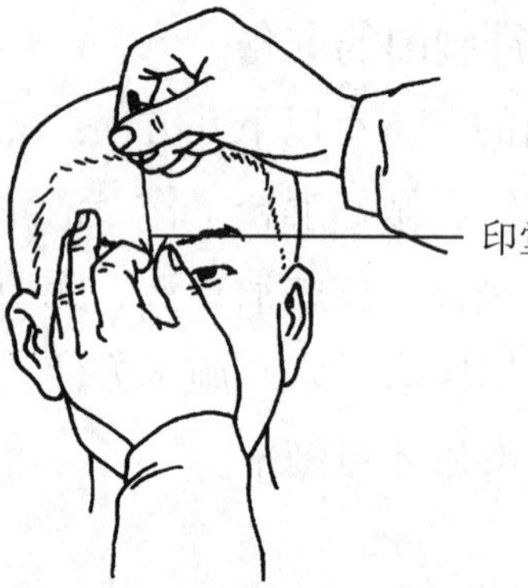

图 9-8 提捏进针法

3. 针管进针法　指利用特制的针管（多用不锈钢、玻璃或塑料等材料制成）代替押手进针的一种方法。此法进针可减少进针时的疼痛，多用于儿童和惧针者。

考点 进针法的分类

（五）进针角度、深度和方向

针刺时正确掌握针刺的角度、深度和方向是针刺过程中提高疗效、防止针刺意外事故发生的关键。一般主要根据腧穴位置、患者体质、病情需要等实际情况灵活掌握。

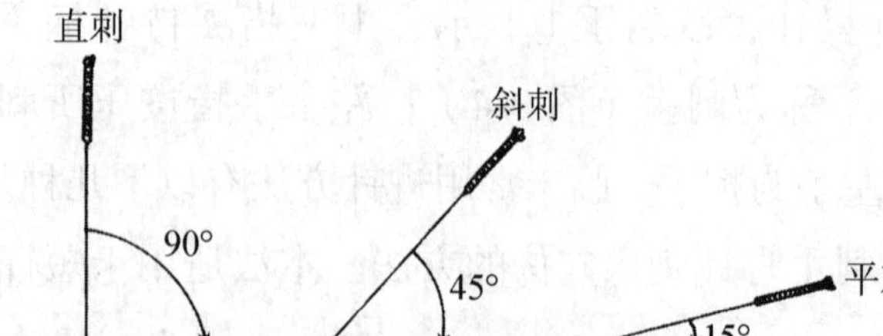

图 9-9 针刺角度示意图

1. 针刺的角度　是指进针时针身与针刺部位的皮肤表面所形成的夹角，是根据腧穴所在的位置和治疗要求而定的，一般分为直刺、斜刺、平刺三种方法（图 9-9）。

（1）直刺：是指针身与所刺部位皮肤表面约呈 90° 角垂直刺入。本法适用于人体的大部分腧穴，尤其是肌肉丰满的腰、臀、腹、四肢等部位的腧穴。

（2）斜刺：是指针身与所刺部位皮肤表面约呈 45° 角倾斜刺入。本法适用于肌肉较为浅薄部位或内有重要脏器的胸背部腧穴，或不适宜直刺、深刺的腧穴，或需要控制针感方向时所用。

（3）平刺：又称横刺，是指针身与所刺部位皮肤表面约呈 15° 角或沿皮肤横向刺入。本法适用于头皮、胸骨等皮肉特别浅薄处的腧穴。

考点 进针角度的分类

2. 针刺的深度　是指针身刺入皮内的深度。一般根据患者年龄、体形、病情、腧穴部位等而定，以既要有针感，又不伤及脏器为原则。如消瘦者、虚证患者、头面部、胸背部宜浅刺；肥胖者、实证患者、身体肌肉丰厚部宜深刺。

3. 针刺的方向　是指进针时针尖所朝的方向。根据经脉循行方向和腧穴部位特点及治疗需要而定。一般逆经脉循行而刺为泻法；顺经脉循行而刺为补法。某些腧穴必须向特定的方向刺，如针刺风池穴时，针尖应向鼻尖方向刺。

（六）得气与行针

1. 得气　又称针感，是指毫针刺入腧穴后在针刺部位出现酸、麻、胀、重等感觉，或向远处传导放射现象，而医者针下亦有沉紧感。一般得气迅速，疗效较好；得气慢或不得气，疗效较差，则应调整针刺部位、角度、深度、手法等。

2. 行针　又称运针，是指进针后，为了使患者产生针感，或增强针感而采用的操作方法。

考点 得气的概念

（七）行针的基本手法和辅助手法

常用的行针手法有基本手法和辅助手法两种。

1. 基本手法　包括提插法和捻转法，是临床最常用的手法。

（1）提插法：指毫针刺入腧穴一定深度后，将针反复地上提下插的操作手法（图 9-10）。提插幅度要相等，指力要均匀。提插幅度大、频率快，刺激量就大；提插幅度小、频率慢，刺激量就小。

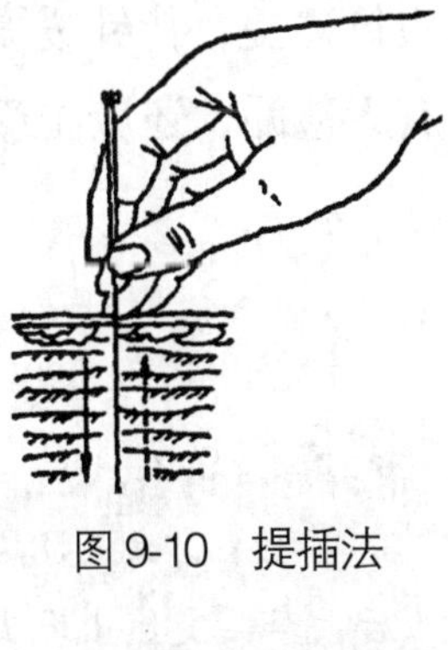

图 9-10　提插法

（2）捻转法：指将毫针刺入腧穴一定深度后，施以向前向后的捻转动作，使针在腧穴内反复来回旋转的行针手法（图 9-11）。捻转时，指力要均匀，角度要适当，不能单向捻针，以免肌纤维缠绕针体，引起局部疼痛或滞针现象。捻转幅度大、频率快，刺激量就大；捻转幅度小、频率慢，刺激量就小。

以上两种行针手法均应根据患者的体位、病性和腧穴的部位及医者要达到的目的而灵活掌握。

考点 行针基本手法

2. 辅助手法　是进行针刺时，用以辅助行针的操作方法，常用的有震颤法、刮柄法、

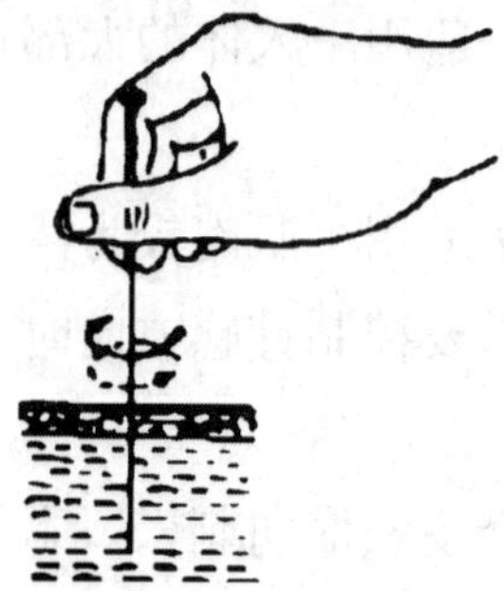

图 9-11 捻转法

弹柄法等。

（1）震颤法：将针刺入腧穴一定深度后，右手持针柄，做小幅度、快频率的提插、捻转手法，使针身发生轻微震颤的方法。

（2）刮柄法：留针过程中，用右手拇指轻轻抵住针尾，示指（图 9-12）或中指指甲由下而上频频刮动针柄的方法。

（3）弹柄法：留针过程中，用手指轻弹针柄或针尾，使针身微微震动的方法（图 9-13）。

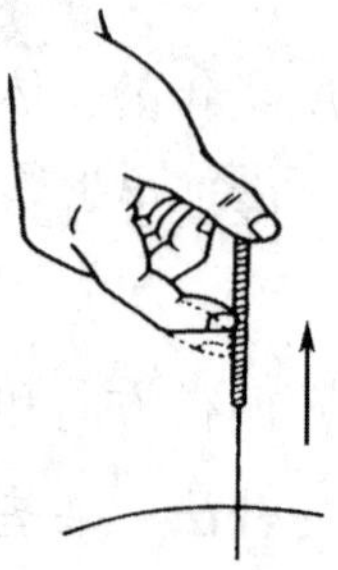

图 9-12 刮柄法

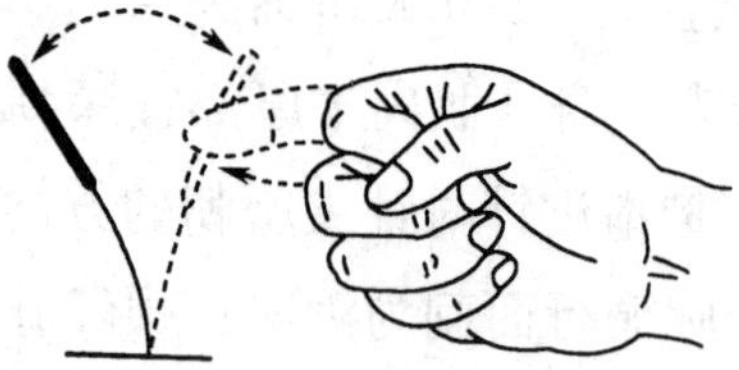

图 9-13 弹柄法

（八）针刺补泻

针刺补泻是根据病情需要而采取的两种不同的针刺操作方法。补法适用于虚证，手法为进针慢且浅，用力轻，提插、捻转幅度小，频率慢，留针后不捻转，出针后多按压针孔。泻法适用于实证，手法为进针快且深，用力重，提插、捻转幅度大，频率快，留针后多次捻转，出针后不按压针孔。

（九）留针与出针

留针，是指针刺入腧穴并施行手法后，将针留置在穴位内一定时间。其目的是加强针感和针刺的持续作用。一般留针 10 ～ 30 分钟。对顽固性和慢性病证，可适当延长留针时间。

出针，又称起针、退针，一般是用左手拇、示指持消毒干棉球按住针旁皮肤，右手持针边捻边提，待针缓缓提至皮下时退出，然后拔针。出针后，要看针孔是否出血，核对毫针数有无遗漏，还应注意有无晕针迟发的现象。

考点 留针时间

三、针刺异常情况的预防与护理

案例 9-2

李某，女，18 岁。上针灸实训课时，和同学们相互练习进针，同学在其曲池穴上扎针。针刺后，李某突然出现头晕目眩、心慌气短。查体：神志清晰，舌淡红，苔薄白，脉细数。

问题：李某的症状属于哪种情况？应如何处理？

针刺治疗（护理）虽然比较安全，但如果因操作时疏忽大意，或违犯禁忌，或施术手法不当等诸多因素，也会出现一些异常情况，一般常见以下几种。

1. 晕针　是指在针刺时或留针过程中发生的晕厥现象。

表现：患者突然出现精神疲倦、头晕目眩、心慌气短、面色苍白、恶心呕吐、多汗、血压下降、脉沉细，甚至晕厥。

护理：立即停止针刺，将所刺入之针全部拔出，让患者平卧，头部稍低，松解衣带，注意保暖。轻者静卧片刻，给予温开水或糖水，或灸百会、气海、关元等穴。重者在上述处理的基础上，可针刺人中、内关、足三里、涌泉等急救用穴，即可恢复。较严重者，应该配合现代治疗急救措施。

考点 晕针的表现及护理

2. 滞针　是指在行针时或留针过程中，医者感觉针下涩滞，捻转、提插、出针均感困难，且患者感觉疼痛的现象。

表现：针在体内难以捻转，提插、出针均感困难，如勉强捻转、提插，则患者痛不可忍。

护理：因患者紧张所致时，可嘱患者消除紧张，使肌肉放松；或延长留针时间，医者在滞针附近做循按动作，或再刺一针。因单向捻转而致者，需向相反方向将针捻回，再徐徐退出。

3. 弯针　是指进针时或将针刺入腧穴后，针身呈弯曲状。

表现：针柄改变了进针或留针时的方向和角度，甚至无法出针。

护理：出现弯针后，不得再行针。如针身轻度弯曲，可将针慢慢退出；如弯曲角度过大，应顺着弯曲方向将针退出。因患者移动体位所致，应嘱其慢慢恢复原来体位，待局部肌肉放松后，再慢慢起针。切忌强行拔针，以免发生断针现象。

4. 断针　是指针身折断在体内。

表现：针身折断，其断端部分针体露于皮外，或断端全部没于皮下。

护理：医者应冷静，嘱患者不要惊慌，切勿移动体位。如断端尚有部分针体露于皮肤之外，可用镊子将残针拔出；如断端与皮肤相平或稍低，可轻轻下压断端周围的皮肤，使针身暴露于外，再用镊子将针取出；如断针较深，应手术取出。

5. 血肿　是指针刺部位出现皮下出血而引起肿痛的现象。

表现：针刺部位肿胀疼痛，继则皮肤呈现青紫色。

护理：血肿较轻者，一般不必处理，可自行消退。如局部肿痛较重，青紫面积较大，可在24小时内先做冷敷止血，24小时后再做热敷或按摩。

第2节　灸法护理

灸法，是借灸火的热力给人体体表以温热性刺激，通过经络腧穴的传导作用，以达到治病、防病目的的一种治疗方法。

案例 9-3

患者，男，50岁。胃痛7年余，因胃溃疡穿孔而行“胃大部切除术”，术后持续胃脘胀满，多食后胃脘疼痛，间断出现心慌、恶心欲吐、腹泻，面色无华，身体消瘦，舌淡苔白，脉沉细弱。中医辨证为脾虚胃弱。处方为中脘、神阙隔姜灸，每日1次。

问题：1. 常用的灸法有哪些？隔姜灸的操作要点有哪些？

2. 施灸时的注意事项有哪些？

一、艾灸适用范围

灸法具有温阳散寒、通经活络、升阳固脱等功效，主要适用于阳气不足及寒性病证。如中焦虚寒性呕吐、腹痛、腹泻，脾肾阳虚、元气暴脱所致的久泄、遗尿、遗精、阳痿、虚脱、休克，气虚下陷所致的脏器下垂，风寒湿痹而致的腰腿痛及虚寒体质的防病保健等。

二、常用灸法

1. 艾炷灸　艾炷，是由艾绒制成的圆锥形艾团。其小者如麦粒，中者如黄豆，大者如蚕豆（图 9-14）。艾炷灸是将艾炷直接或间接置于施灸部位上的灸法。每燃烧 1 个艾炷，称为 1 壮。艾炷灸分为直接灸和间接灸两种。

（1）直接灸：是将艾炷直接置于皮肤上施灸的一种方法，又称明灸、着肤灸（图 9-15）。直接灸又分为无瘢痕灸和瘢痕灸两种，临床上一般不用瘢痕灸，在此只介绍无瘢痕灸。

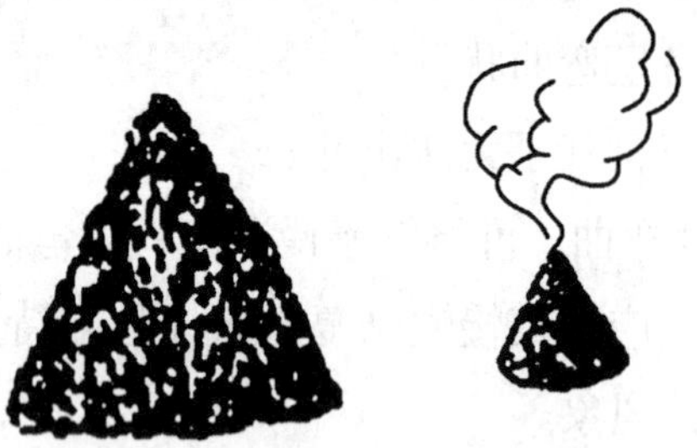

图 9-14　艾炷和艾炷灸

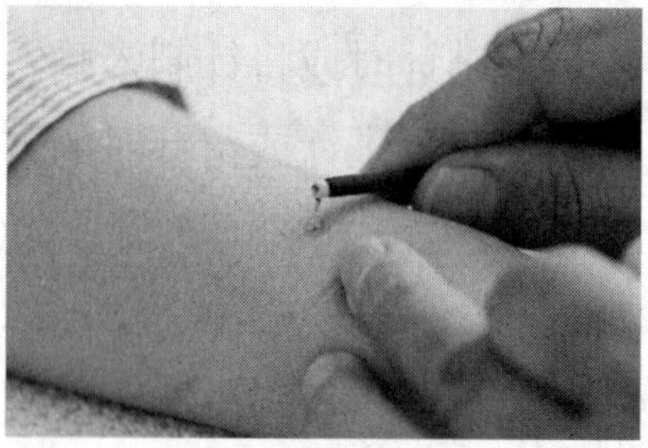

图 9-15　直接灸

无瘢痕灸，又称非化脓灸，施灸时先将施灸部位涂上少许凡士林，以使艾炷便于黏附，上置艾炷点燃，当燃至剩下 2/5 左右，患者感到微有灼痛时，即用镊子将艾炷夹去，换炷再灸。一般灸 5 ～ 7 壮，以局部皮肤充血、红润而不起疱为度。此法皮肤无灼伤，灸后不化脓，不留瘢痕。多用于治疗虚寒性疾病。

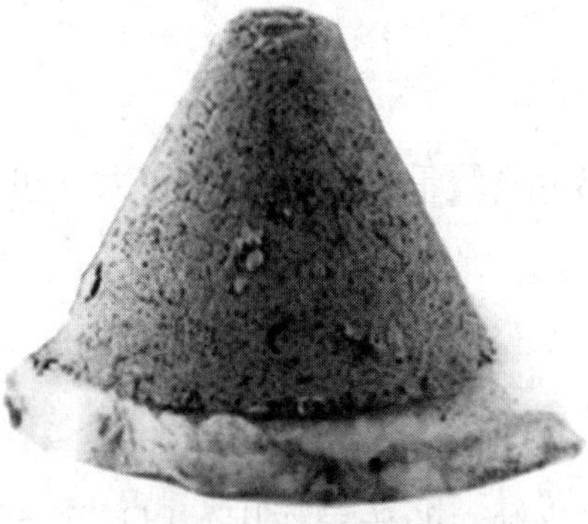

图 9-16　隔姜灸

（2）间接灸：又称隔物灸、间隔灸，是用药物或其他材料将艾炷与皮肤之间隔开而施灸的方法。主要包括隔姜灸、隔蒜灸、隔盐灸和隔附子饼灸四种。

1）隔姜灸：将鲜生姜切成直径为 2 ～ 3cm、厚约 0.3cm 的薄片，中间用针穿刺数孔，然后置于施灸的部位，将艾炷放置在姜片上点燃施灸（图 9-16）。一般灸 5 ～ 10 炷，以皮肤红晕而不起水疱为度。常用于治疗因寒呕吐、腹痛及风寒湿痹等。

2）隔蒜灸：将鲜大蒜切成厚 0.3cm 左右的薄片，灸法同隔姜灸。常用于治疗痈疽初起、肺结核、毒虫咬伤、腹中积块及未溃疮疡等。

3）隔盐灸：最适宜隔盐灸的部位是脐部，操作时用纯净干燥的食盐填敷于肚脐，使其与脐平，或于盐上再置一薄姜片，上置艾炷施灸。常用于治疗急性寒性腹痛、吐泻、中风脱证等。

4）隔附子饼灸：用附子研粉，与酒调和成直径 3cm、厚约 0.8cm 的附子饼为施灸的衬垫物，中间以针穿刺数孔，上置艾炷施灸。常用于治疗各种阳虚证，如阳痿、早泄和疮疡久溃不敛。

考点 艾炷灸的操作方法

2. 艾条灸 又称艾卷灸，是指用艾条在施灸部位或病变部位施行的灸法。临床上分为温和灸、雀啄灸和回旋灸三种，统称为悬灸（图 9-17）。

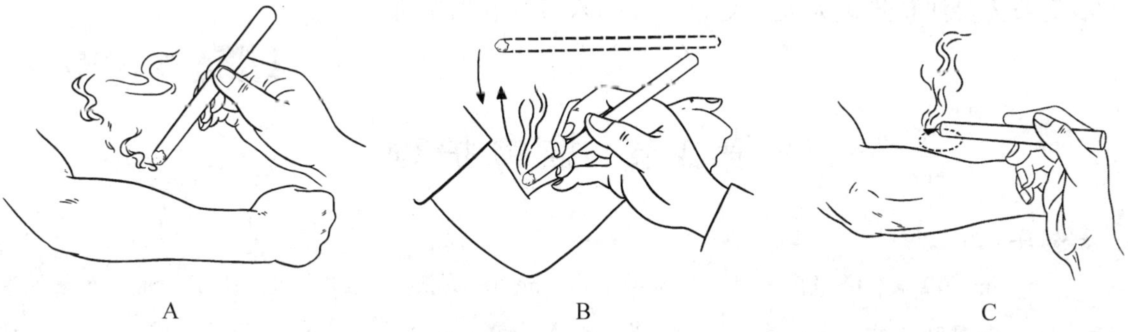

图 9-17 艾条灸

A. 温和灸；B. 雀啄灸；C. 回旋灸

（1）温和灸：将艾条的一端点燃，对准施灸的患处或腧穴，距离皮肤 2 ～ 3cm 进行熏烤，以使患者局部有温热感而无灼痛感为宜。

（2）雀啄灸：将艾条的一端点燃，对准施灸腧穴或患处，像鸟雀啄食一样，一上一下移动施灸。

（3）回旋灸：将艾条的一端点燃，在施灸腧穴或患处，做向左右方向移动或反复地旋转施灸。

以上三种艾条灸法运用时，一般每穴灸 5 ～ 15 分钟，以皮肤红晕为度。

考点 艾条灸的操作方法

3. 温针灸 是针刺与艾灸结合应用的一种方法。即在针刺得气留针时，将大艾炷捏在针尾上，或把一小段艾条套在针柄上，点燃施灸，使热力通过针身达于穴位。适用于既需要留针又需要施灸的病证。

4. 温灸器灸 用温灸器施灸的方法称为温灸器灸。常用的温灸器有灸架、灸盒、灸筒和火龙罐等。

三、灸法护理注意事项

施灸治病，除掌握中医的辨证施治原则外，还应注意以下几个方面。

1. 内有实热、阴虚内热者，不宜灸。

2. 孕妇腹部和腰骶部、皮肤破溃部位禁灸。颜面、五官、乳头、大血管部位不宜灸，关节活动部位不采用瘢痕灸。

3. 注意防止艾火脱落，以免造成皮肤及衣物的烧损。进行灸法时，体位必须舒适自然而且能持久保持，不能移动，防止艾炷脱落。

4. 灸后局部皮肤出现微红灼热，属正常现象，无须处理。如因施灸过度局部出现小水疱时，不必挑破，可任其自然吸收。如果水疱较大，可用消毒针刺破，放出液体，或用消毒注射器吸取水液，涂以消炎药膏或碘伏等，并用消毒纱布包敷。

5. 施灸时，一般应先上部、后下部，先背腰部、后胸腹部，先头身、后四肢，依次施灸，亦不必拘泥。

6. 注意环境通风，保持空气清新，避免烟尘过浓，污染空气，伤害人体。

7. 艾条灸要注意防止灭火后复燃，应插入带水容器中灭火。

考点 灸法护理注意事项

第3节 推拿护理

案例 9-4

患者，女，49岁。睡眠差6年，伴头晕乏力，记忆力减退，近1个月来失眠加重，入睡困难，睡后易醒，每日睡眠不足3小时。精神疲惫，面色萎黄，舌淡，舌胖大、有齿痕，苔薄，脉沉细。就诊后，医者对该患者进行了头面、颈肩、腹部按摩护理。

问题：在对此患者做腹部按摩护理时可选取哪些穴位和推拿手法？

推拿，古称按摩、按跷等，是在中医理论指导下，运用各种手法或借助于一定的推拿工具在人体肌表进行操作，达到防治疾病目的的一种治疗方法。

一、推拿适用范围

推拿具有疏通经络、扶伤止痛、祛邪扶正、调和阴阳的作用。其适用范围很广，可应用于临床各科疾病及减肥、美容与养生保健等方面。如骨伤科病中的颈椎病、落枕、肩周炎、坐骨神经痛、急性腰扭伤、腰肌劳损、腰椎间盘突出症等；内科病中的胃痛、头痛、失眠、便秘、面神经麻痹、中风后遗症等；儿科病中的咳嗽、腹泻、腹痛、小儿疳积等；五官科病中的慢性鼻炎等。

二、推拿施术

（一）推拿操作前准备

1. 护理评估　对患者发病部位、症状、耐受性心理状态及推拿护理部位皮肤等情况进行护理评估。

2. 物品准备　舒适的按摩床或按摩椅、洁净的按摩巾、治疗盘、推拿介质。

3. 体位选择　嘱患者取较舒适体位，松开衣物，并注意保暖；推拿时除少数手法直接接触皮肤操作外，要用按摩巾或推拿介质。

链接

推拿介质

推拿介质，是指在应用推拿手法时，为了减少对皮肤的摩擦，保护皮肤并加强手法效果而使用的一种物质，种类有油剂（如芝麻油）、水剂（如清水）和粉剂（如滑石粉）等。

（二）常用推拿手法

推拿手法是推拿临床防治和护理疾病的主要手段，临床上根据护理对象可分为小儿推拿和成人推拿两类，这里重点学习成人推拿手法。

推拿手法的分类方法有很多，按照动作形态可分为摆动类、摩擦类、挤压类、振动类、叩击类和运动类等，操作时要求遵循持久、有力、均匀、柔和、深透的原则。以下介绍几种常用的推拿手法。

1. 摆动类手法　是以指、掌或者腕关节作用于人体，在前臂主动摆动的带领下，进行协调的连续摆动动作的手法，如㨰法和揉法等。

（1）㨰法

动作要领：五指微曲，用手背偏尺部或近端指间关节突起处以一定的压力紧贴施术部位，肘关节微屈，以肘部为支点，前臂做主动摆动，带动腕部做屈伸和前臂旋转的复合运动，使产生的力持续地作用于治疗部位。操作时力量要均匀、柔和、有明显的滚动感，不可移动或跳动，频率为120次/分。

临床应用：本手法适用于颈项部、肩背部、腰臀部、四肢等肌肉丰厚部位，多用于治疗风湿痹痛、痿证、中风偏瘫、肢体麻木、腰肌劳损、运动功能障碍等。

（2）揉法：分为掌揉法、大鱼际揉法和指揉法。

动作要领：用手掌掌根，或全掌，或大鱼际，或手指指端等部位着力于施术部位，做轻柔缓和的环旋转动，并带动皮下组织一起运动。着力点紧贴体表，压力要轻柔，动作要协调而有节律。用大鱼际着力的揉法，称大鱼际揉法；用掌根或全掌着力的揉法，称掌揉法；用手指指端着力的揉法，称指揉法。

临床应用：本手法适用于全身各部位，多用于治疗胸闷胁痛、脘腹胀痛、便秘、泄泻等胃肠疾病。

2. 摩擦类手法　是以掌、指或肘附着在体表一定部位做直线或环转移动，与皮肤表面形成摩擦的一类手法。如摩法、擦法和推法等。

（1）摩法：分为掌摩法和指摩法两种。

动作要领：肘关节自然屈曲，腕部放松，指、掌自然伸直，用手掌掌面或手指（示、中、无名指）指面着力于施术部位，以腕关节为中心，连同前臂或掌、指，做有节律的环旋抚摩运动而不带动皮下组织。以手掌掌面着力的摩法，为掌摩法；以手指指面着力的摩法，为指摩法。指面或掌面要紧贴体表，以患者舒适为度。

临床应用：本手法适用于头面、胸腹、胁肋腰背部，常用于治疗胸胁胀痛、脘腹疼痛、泄泻、便秘及月经不调等。

（2）擦法：分为掌擦法、指擦法、大鱼际擦法和小鱼际擦法。

动作要领：用手掌掌根，或手指指面、大鱼际、小鱼际附着在体表，进行直线来回摩擦运动。着力部位要贴在患者体表的治疗部位，上臂主动，带动手掌做上下或前后往返移动，推动的幅度要大（图9-18）。用力要适中，以摩擦时不使皮肤起皱褶为宜，使之产生热量。

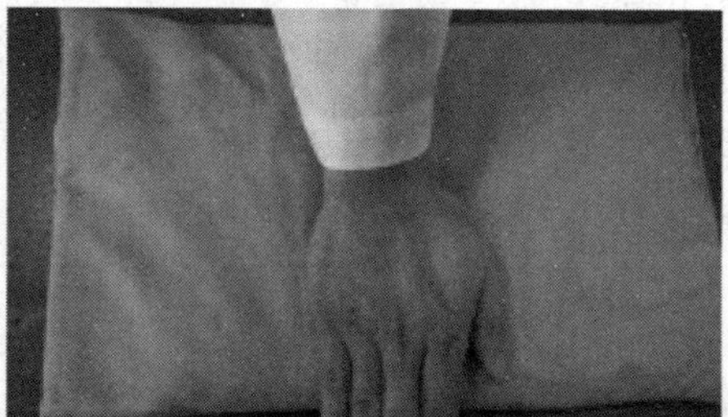

图9-18　掌擦法

临床应用：本手法适用于全身各部，常用于治疗外感风寒、内脏虚损及气血失调的病证，尤以活血祛瘀的作用更强。

（3）推法：分为拇指推法、掌推法和肘推法。

动作要领：沉肩，垂肘，肘关节微屈或屈曲，操作时用手掌、拇指、拳面或肘部着力于施术部位做单方向的直线推动。指、掌、肘部要紧贴皮肤，速度要缓慢而均匀，以能使肌肤深层透热而不擦伤皮肤为度。力度大小因患者年龄、体质、性别而异。

临床应用：本手法可在人体全身各部位使用。掌推法适用于四肢、腰背等面积较大的部位；肘推法适用于腰臀等肌肉丰厚的部位；指推法适用于全身各部的穴位，或面部、颈项等面积较小的部位。

3. 挤压类手法　用手指、手掌或肢体其他部位对患者体表的一定部位着力，进行按压或对称性挤压，称挤压类手法。如按法、捏法和拿法等。

（1）按法：有指按法、掌按法和肘按法三种。

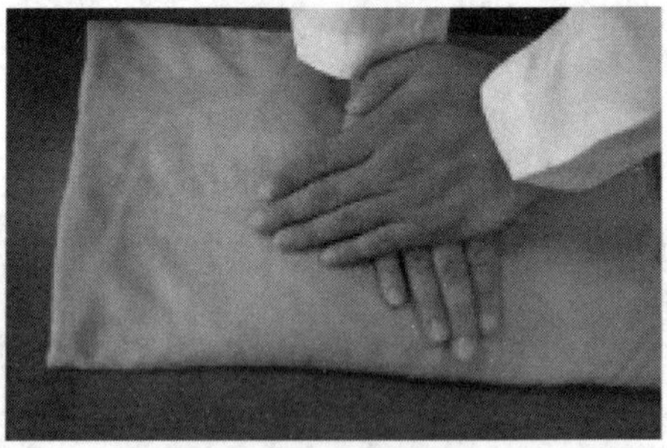

图 9-19　叠掌按法

动作要领：用拇指端，或罗纹面，或手掌（可单掌，或双掌重叠），或肘等部位着力于施术部位，向下逐渐用力垂直按压体表（图 9-19）。着力部位紧贴体表，不可移动，做一掀一压的动作。用力要由轻到重，并在按压局部适当停留。按压胸背或脊柱时，患者不宜说话。

临床应用：本手法适用于全身各部，尤以经穴及阿是穴常用，多用于治疗肢体酸痛麻木、胃脘痛及头痛等。按法在临床上常与揉法结合应用，组成按揉复合手法。

（2）捏法：有三指捏和五指捏两种。

动作要领：用拇指与其他手指夹住施术部位，相对用力挤压，随即放松，再挤压，再放松，如此反复有节律地操作，并循序沿施术部位纵轴移动。肘关节微屈，指腹着力，以腕关节活动带动掌指关节做连续不断的挤捏动作。

临床应用：本手法适用于四肢、头部、颈项及肩背，常用于治疗肢体麻木、腰腿疼痛、食欲不振、消化不良、腹泻、失眠及小儿疳积等。

链接

捏 脊 法

捏脊疗法是连续捏拿脊柱部肌肤，以防治疾病的一种治疗方法，具有调整阴阳、疏通经络、健脾和胃、消积导滞、改善脏腑功能等作用，常用于小儿保健和治疗小儿疳积之类病证，又称捏积疗法，属于小儿推拿术的一种。操作方法是用两手拇指桡侧面顶住患儿脊柱两侧皮肤，示指、中指与拇指相对捏提腰骶部皮肤和肌肉，沿脊柱向上缓缓推动，每捻三下提一下，直至大椎，如此反复 2～4 遍。

（3）拿法：捏而提起谓之拿。

动作要领：用拇指和示指、中指，或用拇指和其余四指相对用力，在一定的部位或穴位上进行节律性捏提。沉肩，垂肘，悬腕，腕关节放松，对称用力由轻而重，再由重而轻，动作要缓和而有连贯性。提起时不要过分强调提的幅度，否则会损伤被提捏组织。

临床应用：本手法临床常配合其他手法用于颈项、肩部和四肢等部位，适用于颈项强痛、关节酸痛、落枕、肌肉粘连等。

4. 振动类手法　以较高频率进行节律性的轻重交替刺激，持续作用于人体，称振动类手法。如抖法等。

动作要领：被抖动的肢体要自然伸直、放松。医者用单手或双手握住患者的上肢或下肢远端，慢慢将其抬高一定角度，然后做连续的、小幅度的、频率较快的上下颤动。动作要轻松、连续，幅度要小。

临床应用：本手法可用于四肢部，尤以上肢常用，多用于疼痛、肿胀及运动障碍等。

5. 叩击类手法　用手指、手掌、拳背、掌侧面，或桑枝棒击打体表，称叩击类手法。如拍法及击法等。

（1）拍法

动作要领：用虚掌平稳而有节奏地拍打受术面的一种手法。操作时手指自然并拢，掌指关节微屈，使掌心空虚，用虚掌平稳而有节奏地拍打患部。拍打时用力要均匀而有节律性，不可暴力拍打，不可忽快忽慢。

临床应用：本手法适用于肩背、腰臀及下肢部。对风湿痹痛、肌肉痉挛、局部感觉迟钝等症常用本法配合其他手法治疗。

（2）击法：分为掌根击法、掌侧击法、拳背击法、指击法和棒击法等。

动作要领：操作者用掌，或拳、指，或桑枝棒有节奏地叩击体表。击法要垂直叩击体表，在叩击体表时不能有拖抽动作，速度要均匀有节奏，轻叩三次，重叩一次。

临床应用：本手法适用于头、肩背、腰臀及四肢部，常用于头痛或风湿痹痛、局部感觉迟钝、肌肉痉挛等。

链接

失眠的腹部推拿护理

失眠患者除可在头面、颈肩部进行推拿护理外，也可对腹部施行推拿护理，其手法一般可选摩法、按法、揉法。操作时要求患者取仰卧位，医生坐于患者右侧，先用摩法在腹部操作约10分钟，然后配合按揉中脘、气海、关元。

三、推拿护理注意事项

推拿施术时，应注意以下几个方面。

1. 治疗室内宜温暖舒适，按摩床和按摩巾宜干净、柔软。
2. 施术前操作者应修剪指甲，洗手，寒冷季节要注意施术者手的温度。
3. 施术前，应向患者做好解释工作，消除其紧张心理，并协助患者摆好体位，以患者舒适、不易疲劳，施术者操作方便为宜。
4. 年老体弱、久病体虚、极度疲劳、醉酒、过饥、过饱、剧烈运动、妇女月经期不宜用或慎用推拿手法；孕妇腰部、腹部、臀部禁止推拿操作。
5. 某些感染性或传染性疾病，如丹毒、骨髓炎、化脓性关节炎、肝炎、肺结核不宜推拿操作。

6. 有自发出血倾向、血液病或出血症，如尿血、便血、消化道出血、血小板减少性紫癜、血友病等不宜用推拿方法。

7. 严重的心、肺、脑、肾等脏器疾病及外伤出血、骨折早期、截瘫初期、烫伤和溃疡性皮炎的局部、骨质疏松症等禁用推拿手法。

第4节 拔罐护理

拔罐，是一种以罐为工具，利用燃火、抽气等方法排除罐内空气，形成负压，使罐吸附于腧穴或体表一定部位，以达到防治疾病目的的一种方法。

一、拔罐适用范围

拔罐法具有温经通络、除湿散寒、消肿止痛、拔毒排脓等功效，适用范围较为广泛，以内科病证为主，其他科也可使用。如头痛、咳嗽、关节疼痛、颈肩腰腿痛及毒蛇咬伤等。

案例 9-5

患者，女，35岁。咳嗽1日。患者因昨日衣薄感寒，出现恶寒微热，无汗，头身疼痛，咳嗽咳痰，痰清稀色白，舌苔薄白，脉浮紧。

问题：1. 该患者是否适合拔罐？

2. 请制订该患者的中医护理方案。

二、拔罐操作方法

（一）拔罐用具

随着社会的发展，拔罐罐具种类越来越多，常用的主要为玻璃罐、陶罐、竹罐、抽气罐等。无罐具时也可用广口瓶或杯子，要求罐口光滑、平整，并能与所拔部位相合。

（二）拔罐操作方法

拔罐的方法有很多，如火罐法、水罐法及抽气罐法，其中火罐法最常用。

1. 火罐法　是利用火在罐内燃烧排出罐内空气形成负压，使罐吸附于体表的方法。一般有闪火法、投火法、贴棉法、架火法、滴酒法几种方法，其中闪火法最为常用。

闪火法：用镊子或止血钳夹住酒精棉球，点燃后伸入罐内旋绕数圈后，将火退出，迅速将罐扣在应拔的部位上。此法罐内无火，比较安全，适用于各种体位及任何部位，是最常用的方法。但需注意不要将罐口烧热以免烫伤皮肤（图9-20）。

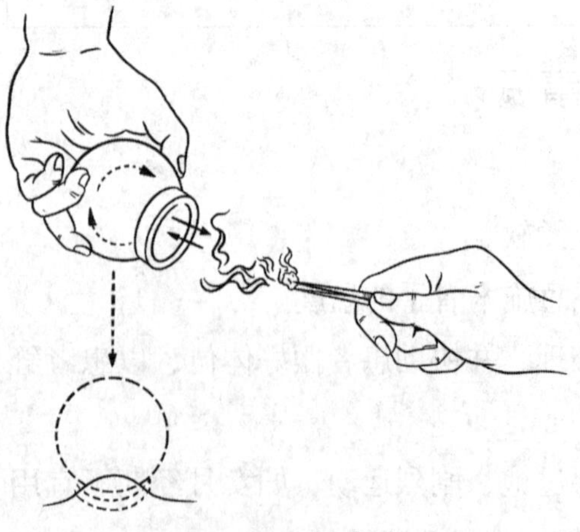

图9-20　闪火法

2. 水罐法　利用蒸汽或水煮等方法，排出罐内空气，形成负压，使罐吸附在皮肤上。此法一般选用竹罐，将竹罐放在锅内，加水或药液煮沸2～5分钟，用镊子夹住罐底取出，迅速用折叠的干毛巾捂紧罐口，以吸去水分和降低罐口温度，然后立即将罐扣在应拔体表部位，吸牢即可。操作时注意将罐的水珠擦干或甩净，以免烫伤皮肤。本法适用于全身任何部位。

3. 抽气罐法　将抽气罐紧扣在施术部位上，用抽气筒将罐内空气抽出，使罐内形成负压吸附在施术部位上。本法可以避免烫伤，操作简便，适用于任何部位。也可自身操作。

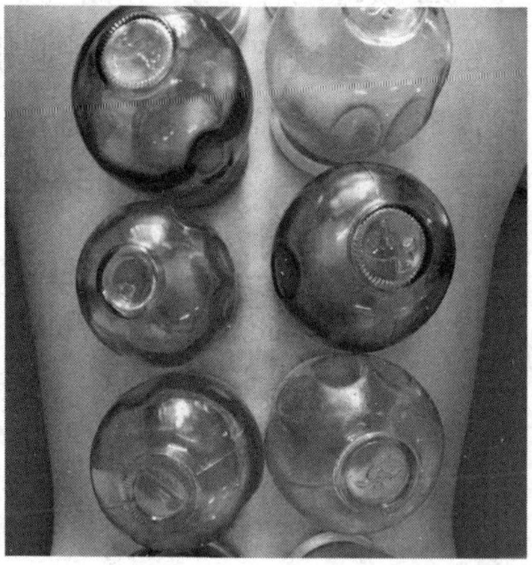

图 9-21　留罐法

通过以上诸法，在拔罐后一般多将罐留置于施术部位5～15分钟，然后将罐起下（图9-21）。留罐法适用于所有操作部位，是临床上最常用的拔罐法，且单罐、多罐皆可应用。

临床应用时也可根据病情需要采用走罐、闪罐、刺络拔罐、留针拔罐等方法。

走罐法：拔罐时先在所拔部位或罐口上，涂一层润滑剂，如凡士林、香油等，再将罐拔住。然后，术者用手握住罐子，慢慢沿一定线路往返推移，至所拔部位皮肤潮红、充血，甚或瘀血时，将罐起下（图9-22）。此法适用于面积较大、肌肉丰厚部位，如脊背、腰臀等部位。

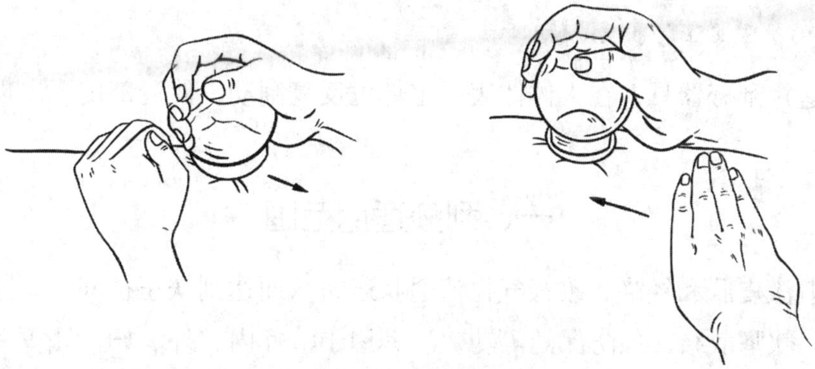

图 9-22　走罐法

闪罐法：即将罐拔住后，立即起下，再迅速拔上，如此反复多次，直至皮肤潮红、充血，或瘀血为度。此法多用于皮肤肌肉松弛部位，治疗局部皮肤麻木、疼痛或功能减退等。

刺络拔罐法：是在应拔部位皮肤消毒后，用三棱针点刺出血或用皮肤针叩打后，再将火罐吸拔于点刺的部位，使之出血，以加强刺血治疗作用的拔罐方法。

留针拔罐法：在针刺得气留针时，将罐拔在以针为中心的部位上，待皮肤红润、充血或瘀血时，将罐起下，然后将针起出。此法起到针罐配合的作用。

考点　拔罐的操作方法

（三）起罐方法

起罐，又称启罐，起罐时一手握住罐体中下部，另一手示指或拇指轻压罐口边缘的皮肤，使罐口与皮肤之间产生空隙，使空气进入罐内，即可将罐取下。

三、拔罐护理注意事项

1. 拔罐前应仔细检查罐口、罐体，以免损伤皮肤，或中途破裂、漏气。

2. 拔罐时要选择适当体位和肌肉丰满的部位。骨骼凹凸不平，毛发较多的部位，不宜拔罐。

3. 拔罐动作需稳、准、快，用火罐和水罐时，防止烫伤皮肤；留罐时注意保暖。

4. 烫伤或留罐时间太长起水疱，小水疱无须处理，外敷无菌纱布，防止擦破即可；水疱较大时，用消毒针将疱液放出，涂以碘伏或消炎药膏，或用无菌纱布包敷，以防感染。

5. 皮肤有溃疡、过敏、水肿和大血管分布的部位，以及孕妇的腰骶部、腹部等部位均不宜拔罐。

6. 有出血性疾病的患者不宜拔罐。

7. 留针拔罐时，选择罐具宜大，毫针针柄宜短，以免吸拔时罐具触碰针柄导致损伤。

考点 拔罐护理注意事项

第5节 刮痧护理

案例 9-6

周某，男，16岁。头痛、头晕2小时。患者今日在外游玩时出现头痛、头晕，伴有身热汗出、口渴、胸闷。舌淡红苔薄黄，脉浮数。诊断为中暑，医嘱进行刮痧护理。

问题： 1. 试述刮痧护理操作要点。

2. 刮痧的护理及注意事项是什么？

刮痧，是运用刮痧器具，在人体体表一定部位反复刮动，使局部皮下出现痧斑或痧痕的一种治疗方法。

一、刮痧适用范围

刮痧通过刺激皮肤和经络，改善气血流通状态，从而达到扶正祛邪、调节阴阳、活血祛瘀、清热消肿、软坚散结、预防保健等功效。其用于治疗内、外、妇、儿等多科病证，如感冒、发热、头痛、中暑、咽喉肿痛、伤食、疳积、呕吐、腹痛、腹泻等，亦可用于落枕、腰肌劳损、肩周炎及风湿性关节炎等。

二、刮痧操作方法

（一）器具

1. 刮痧工具　刮痧板为最常用的刮痧工具，多由牛角或玉石、砭石等制成，临床多选用天然水牛角制品。一般有鱼形、长方形、三角形和梳形等几种形状。也可采用其他工具代替，如边缘光滑的硬币、瓷碗、汤匙等。

2. 刮痧介质　刮痧前，一般局部要涂以温水，或白酒、植物油、刮痧油、刮痧乳、凡士林、中药液等介质，以减少刮拭阻力，避免皮肤损伤，增强刮痧疗效。

（二）操作方法

1. 持板方法　刮痧时一般以右手握住刮痧板，刮痧板的底端贴于掌心，拇指和另外四指自然放置在刮痧板两侧固定刮板，刮拭时用掌心向下施加按压力。

2. 刮拭方法　刮痧部位常规消毒，再以刮痧板或施术部位涂适量刮痧油并均匀地涂抹在皮肤上，施术者手持刮痧板，在施术部位按一定的力度刮拭，直至皮下出现轻微紫红色或紫黑色痧点、条索状斑块，并伴有局部热感即可。刮拭方法一般分面刮法和角刮法。

面刮法：是将刮痧板的边缘与皮肤表面呈30°～60°角（一般以45°角为多），利用腕力多次均匀地向同一方向刮拭（图9-23）。此法多适用于胸、背、腹、四肢等身体较平坦的部位。

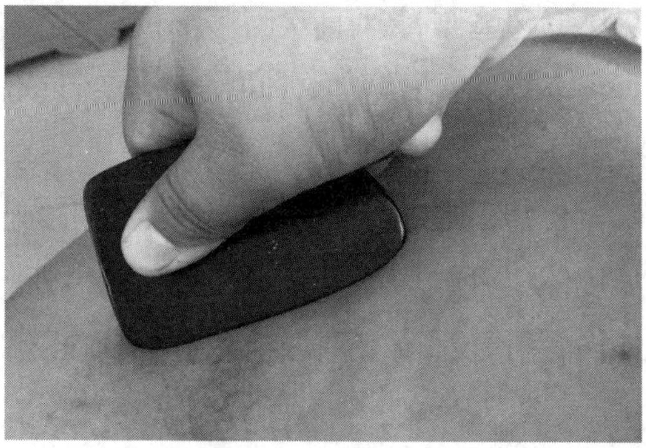

图9-23　面刮法

角刮法：是用刮痧板角形部位与皮肤表面呈45°角，自上向下，由里及外刮拭，注意用力和缓以防伤及皮肤。此法多适用于关节、脊柱两侧、骨突周围穴位等。

3. 基本要求

（1）刮拭力度：刮痧力度的大小要根据患者的体质、病情及其承受能力来决定。刮痧时，除了向刮拭的方向用力施加一定的力外，还要对刮拭部位向下按压。注意用力要均匀，以患者能够耐受为度，忌用蛮力。一般以皮肤出现潮红、紫红色等颜色变化，或出现丘疹样斑点、条索状斑块等形态变化，并伴有局部热感即可。

（2）刮拭方向和顺序：一般由上而下，由内而外，单方向刮拭，或按皮肤肌肉纹理方向，切不可来回刮拭。顺序是头→颈项→背→腰→胸→腹→四肢，即先头面后手足、先背腰后胸腹、先躯干后四肢、先上肢后下肢、先阳经后阴经。但对于下肢静脉曲张或下肢肿胀者，应采用由下而上的逆刮法。

（3）刮拭长度：在刮拭经络时，应有一定的刮拭长度，如治疗的经络较长，可分段刮拭。重点腧穴的刮拭除凹陷部位外，也应有一定长度。

4. 刮痧部位　多取头面部、项背部、肩颈部、胸腹部、肘窝、腘窝等部位，其中背部为最主要的刮痧部位，患者取俯卧位，或俯伏坐位，沿脊柱或两侧先自上而下进行刮拭，至皮肤出现红紫斑纹，再依次沿肋间隙由内向外弧形刮拭。

考点　刮痧的操作方法

三、刮痧护理注意事项

1. 首先对患者做好评估和思想工作，告知刮痧后可出现的现象。

2. 刮痧前要准备好用品，并仔细检查刮具，避免损伤皮肤。施术者双手和刮痧工具严格消毒，防止交叉感染。

3. 协助患者选取合适体位，刮痧时应注意保暖，通常每个患者每次选3～5个部位，每个部位刮20次左右，以患者能耐受为度。

4. 刮拭时用力要均匀，手法不宜过重，尤其幼儿及老人用力宜轻。切忌强求出痧。

5. 刮痧过程中要随时观察患者情况，询问患者有无不适，如出现精神倦怠、头晕目眩、面色苍白、恶心欲吐、出冷汗、心慌、四肢发凉，甚或血压下降、神志昏迷等晕刮现象时，应立即停止刮痧，抚慰患者，助其平卧，注意保暖，饮温开水或糖水，重者需要采取相应急救措施。

6. 刮痧完毕，患者可饮一杯温水，不宜进生冷食物；出痧后30分钟内不宜洗澡；要避免感受风寒或冷风直吹刮痧部位。

7. 两次刮痧治疗可间隔5～7日或患处无痛感时再实施。通常连续治疗3～5次为一个疗程。

8. 患者在过饥、过饱或过度紧张的情况下，不宜刮痧；有出血倾向者、传染性疾病患者、消瘦体弱者，均不宜刮痧；五官孔窍处、孕妇腹部和腰骶部、小儿囟门未合处、皮肤病变处、外伤骨折处都不宜刮痧。严重心脑血管疾病、肝肾功能不全、全身浮肿者禁用刮痧。

考点 刮痧护理注意事项

自测题

单项选择题

1. 舒张进针法适用于
   A. 皮肉浅薄处 B. 皮肤松弛处
   C. 皮肤紧绷处 D. 肌肉丰厚处
   E. 肌肉浅薄处

2. 长针一般采用的进针方法是
   A. 夹持进针法 B. 爪切进针法
   C. 提捏进针法 D. 舒张进针法
   E. 单手进针法

3. 使用毫针针刺治疗时，斜刺的角度应为
   A. 15°左右 B. 25°左右
   C. 35°左右 D. 45°左右
   E. 60°左右

4. 毫针针刺时，一般留针
   A. 5～10分钟 B. 10～15分钟
   C. 10～30分钟 D. 40～50分钟
   E. 50～60分钟

5. 针刺入腧穴后，针刺部位产生酸、麻、胀、重等感觉和向远处传导放射，称为
   A. 行针 B. 补泻手法
   C. 提插捻转 D. 运针
   E. 得气

6. 毫针针刺的异常情况不包括
   A. 血肿 B. 弯针 C. 晕针
   D. 酸胀感 E. 断针

7. 患者发生晕针时不正确的处理是
   A. 灸百会、气海、关元等穴
   B. 保暖、饮温开水或温糖水
   C. 停针、拔针
   D. 患者平卧，呈头高脚低位
   E. 重者可针刺人中、内关等穴

8. 慎用灸法的病证为
   A. 慢性病 B. 阴虚内热
   C. 阳气不足 D. 寒证
   E. 虚寒证

9. 最适宜于隔盐灸的部位是
   A. 脐中 B. 中脘 C. 气海
   D. 中极 E. 关元

10. 针灸并用的方法是
    A. 太乙神针 B. 雷火神针
    C. 灯火灸 D. 温针灸
    E. 温灸器灸

11. 施灸后，如出现水疱较大，正确的处理方法是
    A. 用针挑破 B. 只需注意不擦破即可

C. 不需处理　　D. 敷以消毒纱布

E. 可用消毒毫针刺破，放出疱液，再涂以消炎药膏等

12. 禁灸部位不包括

A. 孕妇腹部　　B. 皮肤破溃处

C. 面部　　D. 足三里

E. 大血管处

13. 间接灸不包括

A. 隔附子饼灸　　B. 隔姜灸

C. 无瘢痕灸　　D. 隔蒜灸

E. 隔盐灸

14. 下列哪项不属于艾炷灸

A. 直接灸　　B. 化脓灸　　C. 隔姜灸

D. 间接灸　　E. 温和灸

15. 将艾条点燃一端在施灸部位上下活动施灸，像鸟雀啄食一样的是

A. 温和灸　　B. 温针灸　　C. 雀啄灸

D. 间接灸　　E. 隔盐灸

16. 以下哪项不属于推拿的适用范围

A. 小儿腹泻、疳积

B. 头痛、失眠

C. 腰肌劳损

D. 严重的骨质疏松

E. 面神经麻痹

17. 关于推拿操作的注意事项中以下哪项不正确

A. 患者有思想顾虑时，应先做好解释工作

B. 手法要尽可能轻柔，以避免医源性损伤

C. 妇女经期腰臀部、腹部穴位要重用力

D. 推拿前术者应注意指甲是否需要修剪

E. 患者过饥、过饱、疲劳时不宜立即推拿

18. 拔罐治疗不适用于

A. 感冒咳嗽　　B. 急性腰扭伤

C. 肩背痛　　D. 腰痛

E. 高热抽搐

19. 拔罐时如需留罐，留罐时长一般在

A. 5 ～ 15 分钟　　B. 15 ～ 20 分钟

C. 20 ～ 25 分钟　　D. 25 ～ 30 分钟

E. 3 ～ 5 分钟

20. 走罐时须在罐口或欲拔罐部位涂一些润滑介质，不可用

A. 凡士林油膏　　B. 乳液　　C. 香油

D. 刮痧油　　E. 酒精

21. 拔罐最为常用又不易烫伤皮肤的方法是

A. 闪火法　　B. 投火法　　C. 贴棉法

D. 架火法　　E. 滴酒法

22. 拔罐起疱处理不正确的是

A. 保持局部干燥清洁

B. 水疱已破可外涂碘伏或消炎药膏

C. 必须服用抗生素预防感染

D. 小水疱可不处理

E. 水疱较大时，用消毒针将疱液放出，外涂碘伏等

23. 下列晕刮的处理措施中，不当的是

A. 头高足低位　　B. 立即停刮

C. 助患者平卧　　D. 饮温开水或糖水

E. 注意保暖

24. 关于刮痧技术不正确的说法是

A. 严重心脑血管疾病、全身浮肿的患者禁用刮痧

B. 孕妇腹部和腰骶部不宜刮痧

C. 患者在过饥、过饱情况下不宜刮痧

D. 刮痧后洗浴的时间没有要求

E. 有出血倾向者、消瘦体弱者不宜刮痧

25. 关于刮痧下列说法不正确的是

A. 刮后饮一杯温开水

B. 刮拭方向一般由上而下，由内而外，单方向刮拭

C. 过饥时可以刮痧

D. 施术者双手和刮痧工具严格消毒

E. 刮痧力度的大小要根据患者的体质、病情及其承受能力来决定

（王玉红）

第10章 常见病的护理

临床上，常见病如能够准确辨证施护，对患者的痊愈会起到十分重要的作用。本章将常见病的常用护理方法，按内科、外科、妇科及儿科分述。

医者仁心

杏林佳话——名医董奉

三国时期，吴国（今江西庐山）名医董奉，他医道高明，技术精湛，据传有起死回生的医技，曾救人无数。他为人治病不收钱，但使重病愈者植杏五株，轻者一株，积年蔚然成林。后世以“杏林”代指良医，并以“杏林春满”“誉满杏林”等称颂医生医术高明。

第1节 中医内科常见病护理

中医内科疾病主要包括外感病与内伤杂病，以脏腑、经络、气血津液疾病为主要研究对象。任何脏腑功能的失常和气血阴阳的失调，都会导致内科疾病的发生。

一、中医内科疾病特点

内科疾病的发生取决于正气与邪气的盛衰，以及邪正相互作用的结果；疾病的发生形式、轻重缓急、病性、演变转归等，往往受到体质、情志、行为和病邪性质等因素的影响。

（一）外感病

外感病，是指由于感受外邪而引发的疾病。其主要特点有以下几个方面。

1. 外感性 外感邪气多从肌表、口鼻侵犯人体而发病。如风寒多伤于肌表，温邪多从口鼻而入。

2. 季节性 外感邪气多有明显的季节性。如春多风病、夏多暑病、长夏多湿病、秋多燥病、冬多寒病等，但并不是一季只有一种邪气致病。

3. 地域性 外感邪气常与居住地区和环境密切相关。如西北多寒病、燥病，东南多热病、湿病；久居湿地多湿病，高温环境作业多患火热燥病。

4. 转化性 外感病发展过程中，在一定条件下，其病性可发生转化。如寒邪可郁而化热。

5. 起病急 外感病多起病急、来势猛，可由表传里；戾气、疫毒，具有传染性、流行性。如新型冠状病毒肺炎。

（二）内伤杂病

内伤杂病，多由情志内伤、饮食失宜、劳倦失度所致，其特点是多因素相加，多脏腑相关，多病性复合，多病证杂见。其主要特点有以下几个方面。

1. 体质差异　体质影响着内伤疾病的发生和发展变化趋势。如肥人多痰湿；瘦人多虚火。

2. 情志内伤　过于激烈、持久的精神刺激，直接引起脏腑功能紊乱、气机逆乱而发病；不良情绪会加重病情。如暴怒致气血逆乱，引起眩晕、胸痹、中风等。

3. 行为习惯　不好的行为习惯或生活方式是内科疾病发病的重要因素，如嗜食肥甘厚味，贪逸少动，易发生胸痹心痛等。

二、中医内科疾病一般护理常规

内科疾病病种较多，范围较广，常见内科疾病的一般护理常规有以下几个方面。

1. 根据病种、病情安排病房，护送患者至指定床位休息。病房环境清洁、舒适、安静、空气清新，根据病证适当调节室内温度。如阳证、阴虚证患者室温宜偏低，阴证、阳虚证患者室温宜偏高。

2. 入院即刻测量体温、脉搏、呼吸、血压及体重，观察舌象、脉象。询问相关病史，做好记录，并通知医生。

3. 根据患者的情况，做相关的健康、卫生宣教，使之对疾病、治疗、护理和保健知识有一定了解，积极配合治疗。

4. 向患者（及陪送家属）介绍病室环境及设施的使用方法，介绍作息时间、探视的相关制度，请他们积极配合。为其介绍主管医师、护士，并按规定做好相关护理工作。

5. 按医嘱执行分级护理，遵医嘱留取 24 小时血、尿、便常规等标本送验。

6. 按规定及时巡视病房，及时了解病情，按医嘱给予饮食护理，并指导患者饮食禁忌。发现患者在生活起居、饮食、睡眠和情志等方面的护理问题，及时采取相应的护理措施。如晚睡、贪吃、生气等，及时给予正确指导。

7. 严密观察患者的神志、面色、生命体征、舌脉等变化。如发现病情突变，及时报告医生并积极配合抢救。准确按时完成护理病程记录。

8. 按医嘱准确给药，服药的时间、温度和方法依病性、药性而定，注意观察服药后的效果及反应。并向患者做好药物有关知识的宣教，以取得配合。

9. 危重患者需执行特别护理，认真实施护理措施，及时完成危重病护理记录，做好床头交接班。

10. 严格执行消毒隔离制度，预防院内感染。

11. 做好卫生宣教和出院指导，并征求意见。

三、中医内科疾病举要

（一）感冒

案例 10-1

患者，女，43 岁。发热重，微恶寒 2 天。2 天前外出受风，到家后出现发热重、恶寒轻，头痛，微有汗，鼻塞，流黄浊涕，咽喉红肿疼痛，咳嗽，痰黄稠，口干，舌尖红，苔薄黄，脉浮数。

问题：患者属于何病、何证？能否用发汗解表的治法？

感冒，多因感触风邪或时行邪气，引起肺卫功能失调而致，以鼻塞、流涕、打喷嚏、咳嗽、头痛、恶寒、发热、全身不适等为主要临床表现。西医学中的上呼吸道感染、流行性感冒可参照本病辨证施护。

1. 风寒感冒

证候表现：恶寒重，发热轻，头痛，无汗，肢节酸痛，鼻塞，声重，时流清涕，咳嗽、喉痒，痰稀薄色白，口不渴，舌苔薄白而润，脉浮或浮紧。

治法方药：辛温解表，宣肺散寒。荆防败毒散加减。

调护方法：汤药宜热服，多饮热水和热粥，或加衣被保暖，助其微汗出。宜清淡饮食，忌生冷、油腻、辛辣食物；鼻塞、流清涕，可用热毛巾敷鼻额部或按摩迎香；感冒严重者宜卧床休息，热退后适当下床活动。如汗出热退时，宜用温毛巾或干毛巾擦身，换去湿衣，并随时增减衣服，避免受凉，防止复感；病室内温、湿度适宜，空气新鲜，避免直接吹风，室内定期消毒，感冒流行季节，防止交叉感染；冬春风寒当令，注意防寒保暖，平素提高自身正气，也可用贯众、紫苏、荆芥各 10g，甘草 3g，煎服 3 天，预防感冒。

2. 风热感冒

证候表现：身热，汗出，微恶风，头痛，咳嗽痰黄，咽喉红肿疼痛，鼻塞，流黄浊涕，口渴欲饮，舌苔薄白或微黄，舌边尖红，脉浮数。

治法方药：辛凉解表，宣肺清热。银翘散加减。

调护方法：汤药宜轻煎温服；多饮水，饮食以清淡为主，多食用新鲜蔬菜水果，忌辛辣、油腻之品；观察患者寒热变化和汗出情况，高热患者应卧床休息，汗出后用毛巾擦干，换去湿衣；感冒流行季节，防止交叉感染。预防可用贯众 15g、板蓝根 30g 水煎服；或贯众 15g，泡水代茶饮；或鲜芦根 10g，煎汤代茶饮，连用 2 ～ 3 天。

3. 暑湿感冒

证候表现：身热，微恶寒，汗少，肢体酸重或疼痛，头昏头重，咳嗽痰黏，鼻流浊涕，心烦，或口中黏腻，渴不多饮，胸闷泛恶，小便短赤，舌红苔黄腻，脉濡数。

治法方药：清暑，祛湿，解表。新加香薷饮加减。

调护方法：呕恶患者，服药宜频而少量分服。刮痧可从风池向下，脊背两旁由上而下，刮至红润为止。饮食宜清淡易消化，可食清热解暑之品，如西瓜、绿豆汤、薏米粥等，忌食生冷、油腻、煎炸食品。夏月暑湿当令，预防可用藿香、佩兰各 5g，薄荷 2g，水煎服，连用 2 ～ 3 天。

4. 气虚感冒

证候表现：恶寒较甚，发热，无汗或自汗，头身疼痛，鼻塞，咳嗽咯痰无力，平素气短懒言，倦怠乏力，反复易感，舌淡苔白，脉浮无力。

治法方药：益气解表。参苏饮加减。

调护方法：病室内温、湿度适宜，空气新鲜，避免直接吹风。可用食醋熏蒸进行室内消毒，预防感冒发生。平时注意防寒保暖，随时增减衣服。

5. 阴虚感冒

证候表现：身热，微恶风寒，少汗，手足心热，头昏心烦，口干，干咳少痰，舌红少苔，脉细数。

治法方药：滋阴解表。加减葳蕤汤加减。

调护方法：多饮水，饮食以凉润为主，可按压风池、迎香、合谷等穴，以疏通肺气。病室内温、湿度适宜，空气新鲜，避免直接吹风。预防可用沙参 15g、麦冬 15g 水煎服；或百合 15g、石斛 10g，泡水代茶饮，连用 2 ～ 3 天。

感冒患者的护理，须密切观察体温、寒热、汗出、咳嗽、咳痰、痰涕性状、舌脉及服药后反应；如服解热药后体温骤降、面色苍白、出冷汗，或药后无汗、体温继续升高、咳嗽、胸痛、咯血或热盛动风抽搐时，立即报告医生，配合处理。有患者因感冒多次，反复发作，情绪低落，要鼓励其树立战胜疾病的信心。

指导体虚患者平时加强锻炼，增强御邪能力；注意自身防护，随气候变化增减衣服；可服药预防，如三根汤（葱根、白菜根、萝卜根各少许），煎汤，连服 3 天。

考点 风寒感冒与风热感冒的鉴别及调护方法

（二）咳嗽

案例 10-2

患者，女，53 岁。咳嗽、胸痛 1 个月。患者 1 个月前感冒咳嗽，经西药治疗感冒基本痊愈，至今仍咳嗽、喉痒，夜间较剧，咳痰量少、呈粉红色，有时痰中夹血丝，口苦，胸部隐痛，无发热，寐差、纳可，舌红苔薄，脉弦细。

问题：患者属于咳嗽何证？相应的饮食护理措施是什么？

咳嗽，是由于外感或内伤，导致肺气上逆作声，或咳出痰液的病证。有声无痰为咳，有痰无声为嗽，但在临床上一般都是痰声并见，两者很难分开，故统称咳嗽。西医学中上呼吸道感染、支气管炎、支气管扩张、肺炎、肺结核等病，可参照本病证进行辨证施护。

1. 风寒袭肺

证候表现：咳嗽声重，咽痒、气急，痰色稀白，常伴鼻塞、流清涕，头身疼痛，肢体酸楚，恶寒发热，舌苔薄白，脉浮或浮紧。

治法方药：疏风散寒，宣肺止咳。止嗽散或杏苏散加减。

调护方法：煎汤热服，服药后饮热粥并加盖衣被，以助微微出汗，祛邪外出。饮食宜清淡、易于消化，忌食生冷、油腻之品。咳剧时，遵医嘱给予背部拔罐或镇咳药；痰多者，可饮用热梨汁、枇杷汁、柑橘汁等以止咳化痰。

2. 风热犯肺

证候表现：咳频气粗，咯痰不爽，色黄质稠，常伴咽痛，头痛、身热，口干，舌苔薄黄，脉浮数。

治法方药：疏风清热，宣肺止咳。桑菊饮加减。

调护方法：汤药宜轻煎温服。饮食清淡、易消化，忌食辛辣、羊肉、油腻、刺激性食物。咳嗽痰少、黏稠难咳，宜食清热润肺化痰之品，或遵医嘱用中药雾化吸入。咳嗽剧烈者，可服枇杷水、川贝冰糖水。高热患者可物理降温。

3. 风燥伤肺

证候表现：干咳，痰少难咯，或痰中带血，咽喉干痛或痒，唇鼻干燥，常伴头痛、鼻塞，恶风、身热，舌红少津，苔薄黄，脉浮数。

治法方药：疏风清热，润肺止咳。桑杏汤加减。

调护方法：汤药分多次频服，以滋润口咽部。多食藕、梨、荸荠、西瓜、蜂蜜等清凉润肺食品。室内空气宜湿润，可常在地面洒水，保持空气流通，避免直接吹风，以免加重病情。

链接

咳嗽的区分

咳嗽从病因上，可分为外感咳嗽与内伤咳嗽。外感咳嗽为外感六淫之邪；内伤咳嗽为饮食、情志等因素致脏腑功能失调，内邪扰肺。两者均是病邪及肺，引起肺失宣肃，肺气上逆而发生。从临床表现上，外感咳嗽多伴有外感症状，内伤咳嗽一般没有外感症状。

4. 痰湿蕴肺

证候表现：咳嗽重浊，痰多、黏稠、色白，伴胸脘满闷、呕恶、食少、困倦乏力，舌苔白腻，脉濡滑。

治法方药：健脾燥湿，化痰止嗽。二陈汤合三子养亲汤加减。

调护方法：汤剂温服。可常食用萝卜、柑橘、梨、枇杷、百合等有健脾燥湿、降气化痰作用的食品，忌烟酒，忌食辛辣、肥腻等助湿生痰之物。注意劳逸结合，不宜思虑过度，以免伤脾生痰。

5. 肺阴亏耗

证候表现：干咳，或痰少而黏，或痰中夹血，夜晚咳剧，常伴午后潮热，口干咽燥，颧红，手足心热，消瘦，盗汗，舌红少苔，脉细数。

治法方药：滋阴润肺，化痰止咳。沙参麦冬汤加味。

调护方法：饮食可选生津润肺之品，如梨、枇杷、蜂蜜、木耳等，忌食辛辣、油腻、烟酒以防伤阴助火。忌用艾灸、拔火罐。应经常观察患者的体温和病情变化，室内宜湿润，温度要适宜，空气要清新。

咳嗽患者的护理，注意观察咳嗽声音、时间、性质、节律和咳出痰的性状、颜色、气味等特征，以及有无恶寒发热、发绀、汗出等伴随症状。咳嗽严重者须卧床休息，痰多者取侧卧位，经常变换体位，将痰排出，必要时协助翻身拍背。如出现胸痛气促、久咳、痰中带血，或大咯血，年老久病，痰不易咳出，出现体温骤降、汗出、尿少、头昏、心悸、嗜睡、四肢不温等脱证时，立即报告医生，配合处理。

指导患者保持精神愉快，对久咳不愈的患者，做好情志调护，避免精神刺激，学会自我调节。饮食宜清淡、易消化、富营养之品，忌肥甘、油腻、辛辣刺激性饮食及烟酒。

考点 风寒咳嗽与风热咳嗽的鉴别及调护方法

第 2 节　中医外科常见病护理

中医外科疾病主要包括疮疡、乳房病、肛门直肠疾病、男性前阴病、皮肤病及性传播疾病、外伤性疾病与周围血管病等。在历史上，跌打损伤、金刃刀伤、眼耳鼻喉口腔疾病等曾属于外科范围，随着医学的发展，分工越来越细，现发展成了相关专科。

一、中医外科疾病特点

中医外科疾病的发生、发展和变化，与人体的经络、气血、脏腑有着密切的关系。病邪作用于人体，破坏了人体的阴阳平衡，发生了各种外科疾病。

外科疾病临床表现变化多端，但总的病机是局部气血凝滞，营气不从，经络阻塞，以及脏腑功能失调等。在病因上，重视邪气的存在；在症状上，重视局部的临床表现；在治疗上，多采用外治法；在辨证上，重视局部的病变、整体的情况及邪正盛衰，分清阴阳、虚实，才能有效地辨证治疗与护理。

二、中医外科疾病一般护理常规

常见中医外科疾病的一般护理常规有以下几个方面。

1. 病室环境保持清洁、舒适、安静、空气流通，根据疾病性质调节适宜的温度、湿度。严格执行消毒隔离制度，做好床位的消毒处理。

2. 根据病情安排病室，护送患者至指定的床位休息，向患者及家属介绍病室环境、设施的使用方法、作息时间、探视相关制度及主管医生和护士，并及时通知其主管医生。

3. 根据患者的情况，做有关的健康指导、卫生宣教，使其了解病情、治疗、护理方法和保健知识，以积极配合治疗。

4. 新入院患者即刻测量体温、脉搏、呼吸、血压及体重。每日测量体温、脉搏、呼吸 3 次，连测 3 天。如体温在 37.5℃以上者，每日测体温、脉搏、呼吸 4 次，或遵医嘱执行。如体温在 39℃以上者，每 4 小时测体温、脉搏、呼吸 1 次，或遵医嘱执行。体温正常 3 日后，每日测体温、脉搏、呼吸 1 次，或遵医嘱执行。危重病患者，生命体征监测遵医嘱执行。

5. 遵医嘱留取 24 小时内血、尿、便常规等标本送验。

6. 按医嘱执行分级护理，每日记录大便次数 1 次，每周测体重 1 次或遵医嘱执行。

7. 定时巡视病房，做好护理记录。

（1）严密观察患者生命体征，舌、脉、瞳孔、神志等变化，发现异常及时报告医生，并配合治疗。

（2）保持伤口敷料干燥，发现浸湿、脱落等情况及时处理，或报告医生。

（3）保持各种引流管通畅，不受压，不脱落，注意引流液的量、性质及气味等，引流袋每日更换一次，严格遵守无菌操作技术。

（4）及时了解患者的生活起居、饮食、睡眠和情志等方面的问题，以便实施相应的护理措施。

（5）急腹症患者，诊断不明前禁用止痛剂或热敷。

（6）手术患者按手术护理常规执行，做好术前准备、术后护理。

8. 遵医嘱准确给药，服药的时间、温度和方法要依据病情、药性而定。注意观察服药后的效果及反应，并向患者做好药物相关知识的宣教。

9. 遵医嘱给予患者饮食护理，指导饮食宜忌。

10. 加强情志护理，疏导患者不良心理，使其安心治疗。

11. 做好出院指导，并征求意见。

三、中医外科疾病举要

以湿疮为例：

湿疮，是指以皮肤有瘙痒、糜烂、渗液、结痂为主要临床表现的一种过敏性炎症性疾病。以多形性皮疹、对称分布，剧烈瘙痒，反复发作为主要特征。

链接

湿疮的命名

湿疮因皮损特点而有不同的名称，以浸淫遍体，滋水较多者，称浸淫疮；以丘疹为主者，称血风疮或粟疮；发于耳部者，称旋耳疮；发于手部者，称瘑疮；发于乳头者，称乳头风；发于脐部者，称脐疮；发于阴囊者，称肾囊风或绣球风；发于四肢弯曲部者，称四弯风；发于婴儿者，称奶癣。

1. 湿热浸淫

证候表现：发病急，皮损潮红灼热，瘙痒无休，渗液，结痂，浸淫成片，常伴身热，心烦，口渴，大便干、尿短赤。舌红，苔黄腻，脉滑或数。

治法方药：清热利湿，祛风止痒。三妙丸或龙胆泻肝汤加减。

调护方法：避免搔抓与摩擦，忌用热水烫洗，或用肥皂水等刺激物洗患处，保持皮肤清洁。可用炉甘石洗剂外搽，或马齿苋熬水温洗；或苦参、黄柏、地肤子、荆芥、野菊花各30g煎汤温洗，再用青黛散麻油调搽，亦可用黄连软膏外搽。

忌食辛辣、酒、茶和鱼、虾、蟹、海味等食物，多吃瓜果蔬菜。可用赤小豆30g，加入白米50g煮粥服食。或绿豆薏米海带粥（绿豆30g，薏米30g，海带20g煮粥），加红糖适量服。

2. 脾虚湿蕴

证候表现：发病较缓，皮疹潮红，瘙痒，抓后糜烂、渗出，结痂，可见鳞屑，伴有纳少，神疲，腹胀，便溏。舌淡胖，苔白腻，脉弦缓。

治法方药：健脾，利湿，止痒。参苓白术散加减。

调护方法：内衣要宽大，清洁、棉质柔软。外治用三黄洗剂或黄柏霜。有结痂或鳞屑用植物油或液状石蜡清除，不要强行剥离。忌食辛辣刺激性食物，可选用赤小豆30g，薏苡仁50g煮粥服食。

3. 血虚风燥

证候表现：病程日久，皮损色暗或色素沉着，剧痒，或皮损粗糙肥厚，苔藓样变，伴口干不欲饮，纳差，腹胀。舌淡，苔白，脉细弦。

治法方药：养血，祛风，止痒。当归饮子或四物消风饮加减。

调护方法：中药宜温服。可选用复方松馏油软膏、皮脂膏外擦。饮食宜清淡，可将桑椹 15g，百合 15g，红枣 5 枚，青果 10g 加水适量煎汤饮用；或冬瓜皮、薏米各 30g，当归 10g，粳米适量，共同煮成粥服。由于本病病程较长，患者易丧失信心，故应解除患者思想顾虑，避免精神紧张或忧郁。

湿疮的护理，须重点观察皮损处渗出、出血情况。应保持皮损处清洁，避免搔抓与摩擦，尽量不接触外界刺激与致敏物，如热水、洗衣粉等。多喝水，多吃一些水果蔬菜，忌食辛辣、鸡鸭肉、牛羊肉、鱼肉、海鲜等发物。养成每天排便的习惯。保持心情舒畅。发作期间，应暂缓预防接种和接种牛痘。

第 3 节　中医妇科常见病护理

中医妇科疾病主要包括月经病、带下病、妊娠病、产后病和妇科杂病等围绕女性生长发育、生殖、产育、围绝经期、老年期疾病。

一、中医妇科疾病特点

妇科疾病的病因有淫邪因素、情志因素、生活因素和环境因素等，痰饮、瘀血等病理产物亦可影响冲任而导致妇科疾病。此外，禀赋不足也是导致某些妇科疾病的重要体质因素。其中，尤以下面几方面为多见。

1. 寒、热、湿邪　淫邪因素中，寒、热、湿邪易与血相搏发生妇科病。寒为阴邪，易伤阳气，主收引凝滞，易使气血阻滞不通，常致痛经、月经后期、月经过少、闭经、经行身痛、经行发热、产后身痛、不孕等；热为阳邪，其性炎上，易耗气伤津、生风动血，热迫血行，常致月经先期、月经过多、崩漏、经行发热、经行头痛、经行吐衄、产后发热、阴疮等；湿为阴邪，其性黏滞，病情缠绵，湿性趋下，易袭阴位，常致闭经、带下病、经行水肿、经行泄泻、子肿、不孕等。

2. 七情内伤　七情内伤导致妇科病，以怒、思、恐为甚。怒使气郁、气逆，常致月经后期、闭经、痛经、不孕、癥瘕等；忧思不解，可使气结，常致闭经、月经不调、痛经等；惊恐伤肾，易使气下，常致崩漏、带下过多、胎动不安、不孕等。七情内伤可致病，或使病情反复，甚至加重恶化，尤其是妇人更容易为情所伤。反之，妇科疾病或脏腑功能失常也可导致情志病。如闭经、崩漏、习惯性流产、不孕症等常引起情绪低落、焦虑等。女性在不同的生理阶段中，在青春期、月经期、妊娠期、产褥期、围绝经期及老年期，更容易发生情志异常，如经行情志异常、子烦、产后抑郁、脏躁等。

3. 体质因素　妇科疾病的发生与体质因素关系密切。如平素易忧郁，性格内向者，易发生以肝郁为主的月经先后不定期、痛经、子晕、不孕等；或素体气虚，常出现由气虚引发的月经先期、月经过多、崩漏、带下、子肿等。在不同的生理阶段易发疾病有别，如青春期常由肾气不足、子宫发育不良导致的月经迟发、闭经、崩漏、痛经、月经过少等；在育龄期容易出现月经稀少、闭经、崩漏、胎动不安、滑胎、不孕症等；在围绝经期多出现绝经前后诸证。

二、中医妇科一般护理常规

常见中医妇科疾病的一般护理常规有以下几个方面。

1. 病室内保持整洁、安静、空气流通。根据疾病性质调节适宜的温、湿度。严格执行消毒隔离制度，做好床位的消毒处理。

2. 患者入院后护送至指定床位，向患者及家属介绍病室环境及设施的使用方法、作息时间、探视相关制度及主管医生和护士，并及时通知其主管医生。

3. 根据患者的情况，做有关的健康指导、卫生宣教，使其了解病情、治疗、护理方法和保健知识，以积极配合治疗。

4. 新入院患者即刻测量体温、脉搏、呼吸、血压及体重。

5. 遵医嘱留取 24 小时血、尿、便常规等标本送验。

6. 按医嘱执行分级护理，定时巡视病房，做好护理记录。

（1）注意观察神志、面色、脉象、舌象，记录月经周期，阴道排出物的性质、颜色、气味及量。阴道流血量多时，应保留换下的会阴垫以备估计失血量。

（2）腹痛患者应注意腹痛的部位、性质、程度、时间及伴随症状，诊断未明确前禁用止痛药物，大出血或腹痛剧烈时应及时报告医生，并做好输液、输血、手术准备。

7. 遵医嘱准确给药，服药的时间、温度和方法依据病情、药性而定，观察用药后的反应及疗效。并向患者做好药物相关知识的宣教。

8. 遵医嘱给予饮食护理，指导饮食宜忌。巡视病房，了解患者病情、生活、饮食、情志等情况，及时给予相应指导及护理。

9. 指导患者用温开水清洗外阴，保持清洁，预防感染。阴道、会阴感染严重者，按医嘱给予阴道、会阴冲洗。对患者做好消毒、隔离，有传染病者，执行传染病隔离常规。

10. 加强情志护理，疏导患者不良情绪，使其安心治疗。

11. 根据具体疾病做好卫生宣教及出院指导，并征求意见。

三、中医妇科疾病举要

（一）痛经

案例 10-3

患者，女，35 岁。经行腹痛 6 年，妇检无异常。近 6 年来，每值经期小腹痛剧，拒按，得热稍缓，经量少，色紫黑，有血块，块下痛减。舌暗淡，苔薄白，脉细涩。

问题：患者属于痛经何证？相应的调护措施是什么？

妇女正值经期或经行前后，出现周期性小腹疼痛，甚至剧痛，影响工作和学习者，称为痛经，亦称经行腹痛。西医学中的原发性痛经和继发性痛经均可参照本病辨证施护。

1. 气滞血瘀

证候表现：经前或经期，小腹胀痛，或刺痛，拒按，胸胁、乳房胀痛，经行不畅，经色紫暗，夹有血块，块下痛减，舌质紫暗，或有瘀点、瘀斑，脉弦或弦涩有力。

治法方药：活血化瘀，行气止痛。膈下逐瘀汤加减。

调护方法：汤药宜温服。可用桃仁 10g，当归 15g，水煎取汁，加入粳米、红糖适量煮粥服食。睡前用手掌揉按小腹部 3 ～ 5 分钟；或用拇指揉捏双侧三阴交穴约 2 分钟。给予精神安慰，嘱患者保持心情舒畅，解除忧虑。

2. 寒凝血瘀

证候表现：经前或经期，小腹冷痛，得热痛减，经血量少，色暗有块，畏寒肢冷，面色青白，舌暗，苔白，脉沉紧。

治法方药：温经散寒，除湿化瘀。少腹逐瘀汤加减。

调护方法：用艾叶 10g，生姜 2 片，红糖适量，水煎服，每日 2 次；或用粳米加入肉桂末 3g，红糖少许，煮粥服食；亦可用生姜煎汤加红糖适量热饮。艾灸气海、关元等穴，亦可用热熨、药熨小腹部。

3. 湿热蕴结

证候表现：经前或经期，小腹灼痛拒按，痛连腰背，经色紫红，质稠有块，或伴低热，或有带下黄稠，小便黄赤，舌红，苔黄腻，脉滑数或濡数。

治法方药：清利湿热，调经止痛。清热调血汤加减。

调护方法：选用栀子仁粥（粳米 50g，加入栀子仁末 5g），煮粥服食。平素饮食宜清淡，忌辛辣、刺激之物。

4. 气血虚弱

证候表现：经期或经后，小腹隐痛，喜按，月经量少，色淡质稀，神疲乏力，头晕心悸，舌淡，苔薄，脉细弱。

治法方药：补益气血，调经止痛。圣愈汤加减。

调护方法：可用当归 15g，水煎取汁，加红糖适量，米酒 18g，调匀分服；或将羊肉切细与粳米同煮成粥服食。痛经发作时，可用韭菜 250g 捣烂取汁，兑入煮沸的红糖水中，每天饮用 1 次。可热熨小腹部以缓急止痛。

5. 肝肾亏损

证候表现：经期或经后，小腹绵绵作痛，喜按，月经量少，色淡质稀，头晕耳鸣，腰膝酸软，舌淡，苔薄，脉沉细。

治法方药：滋补肝肾，调经止痛。益肾调经汤加减。

调护方法：以菟丝子 15g，水煎取汁，加入粳米、白糖煮粥服食；或用鸡蛋 2 个，黑豆 60g，加水煮熟，去蛋壳再煮片刻，再加米酒 120g，吃蛋喝汤。平时避免过度劳累，节制房事，保持心情舒畅。

痛经患者的护理，注意日常起居环境、卫生习惯，饮食以清淡、富有营养为宜，经前、经期忌食生冷、酸性食物。保持心情舒畅，避免精神紧张。行经期注意多休息，避免剧烈运动，防寒保暖。原发性痛经可于经前 5 ～ 7 天开始服药，中药汤剂要温服或热服。痛经发作时，注意观察面色、汗出、脉搏，痛经发生的时间、部位、性质及程度，有无伴随症状等情况。痛剧时，采取平卧位、保暖，以免发生昏厥。如有面色苍白、冷汗淋漓、血压下降、脉细等情况时，应报告医生，并配合处理。

（二）带下过多

案例 10-4

患者，女，28 岁。平时带下量多、色黄、质稠、有臭味，阴部瘙痒，全身困重乏力，胸闷纳差，心烦，口苦咽干，小便黄，大便尚可。舌红，苔黄腻，脉滑数。

问题：患者属于带下过多何证？相应的调护措施是什么？

带下过多，是指阴道分泌物增多，或色、质、气味发生异常变化的一类疾病。青春期、经前、妊娠期分泌物可能增多，但无其他症状者不属于病态。西医学中阴道炎、子宫颈炎、盆腔炎、妇科肿瘤等疾病引起的带下增多，均可参照本病辨证施护。

1. 脾虚

证候表现：带下量多，色白或淡黄，质稀薄，无臭气，绵绵不断，神疲倦怠，四肢不温，纳少便溏，两足浮肿，舌质淡，苔白腻，脉缓弱。

治法方药：健脾利湿。完带汤或参苓白术散加味。

调护方法：用白扁豆花 30g，水煎分服；或用山药 30g，薏苡仁 30g，共煮为粥服用。大便溏薄者，饮食宜清淡，忌食肥甘、厚腻、生冷食品。

2. 肾阳虚

证候表现：带下量多，色白清冷，稀薄如水，淋漓不断，头晕耳鸣，腰膝酸软，畏寒肢冷，小腹发凉，尿频清长，大便溏薄，面色晦暗，舌淡，苔白，脉沉而迟。

治法方药：温补肾阳，利湿止带。内补丸或千金止带丸加减。

调护方法：平时注意营养，多食肉、蛋、鱼、山药、白果等食物；或用小茴香 15g，干姜 10g，红糖适量，水煎分服。可用艾叶 500g，葱 500g 共捣烂，炒热装入袋中，置下腹部热熨；也可反复推按脊柱两侧向下至尾骨，直至发热；或用手掌鱼际于肚脐下 3 寸，反复转圈搓擦至热。

3. 湿热

证候表现：带下量多，色黄质稠，有臭味，或伴阴部瘙痒，胸闷心烦，口苦咽干，纳差，尿黄，舌红，苔黄腻，脉濡数。

治法方药：清利湿热。止带丸或龙胆泻肝丸加减。

调护方法：外用苦参 60g，黄柏、蛇床子各 30g，苍术、薏苡仁各 15g，水煎后熏洗外阴，每日 2 次。饮食宜清淡，可选用薏苡仁 30g，与粳米煮粥，待熟后放入适量砂糖、桂花服食；或将茯苓 60g 研为细粉，加入白面 100g，糖、水适量，烙饼食用。

4. 湿毒

证候表现：带下量多，黄绿如脓，或赤白相兼，状如米泔，气味臭秽，小腹疼痛，口苦咽干，小便短赤，舌红，苔黄腻，脉滑数。

治法方药：清热解毒，利湿止带。五味消毒饮加味。

调护方法：外用黄柏、蛇床子、白鲜皮各 50g，苦参、龙胆草、荆芥各 15g，水煎后熏洗阴部，每日 2 次。将蕺菜洗净切碎段，与粳米煮粥，加入猪油、精盐各少许服食。

带下过多俱是湿证，护理上应注意起居环境不能潮湿，注意外阴部的卫生，饮食以清淡、富有营养为宜，忌食生冷、辛辣、油腻食物。治疗时必须在辨证论治的基础上灵活应用。可配合中成药口服、中药制剂外洗、栓剂阴道纳药、中医特色疗法等，同时还可选用食疗进行预防调护，以增强疗效，预防复发。治不及时或治不彻底，或病程迁延日久，反复发作，可致月经异常、盆腔疼痛、癥瘕和不孕症等。带下过多经过及时治疗多可痊愈，嘱患者消除紧张情绪，保持心情舒畅，平时注意适度运动。

第 4 节　中医儿科常见病护理

小儿生理上，脏腑娇嫩、形气未充，生机蓬勃，发育迅速；病理上，发病容易、传变迅速，脏气清灵，易趋康复。

一、中医儿科疾病特点

小儿机体稚嫩，体质和功能均较脆弱，且年龄越小，表现越突出。小儿的御邪能力较弱，抗病能力不强，容易被外邪所伤，病情多变，且迅速传变，有易虚易实、易寒易热的特点。小儿最易发生肺、脾、肾系疾病。

1. 易感六淫　小儿脏腑娇嫩、形气未充，肺常不足、卫外不固，易受邪侵；加之小儿冷暖不知自调，家长护养失宜，使小儿易于感受外邪。肺为娇脏，六淫之邪，易先犯肺，临床上常易发感冒、咳嗽、肺炎、哮喘等肺系疾病。肺系疾病是儿科发病率最高的一类疾病。

2. 易伤饮食　小儿脾常不足，其脾胃之体成而未全、脾胃之气全而未壮，因而易为饮食所伤，出现受纳、腐熟、精微化生转输等方面的异常。小儿脾胃的功能状态与小儿快速生长发育的需求常常不相适应，常见外为六淫所侵，内被饮食所伤，影响脾胃的运化，出现呕吐、腹泻、腹痛、积滞、厌食、疳证等脾胃疾病，其发病率在儿科仅次于肺系疾病而居第二位。

3. 易染疫疠　小儿正气不足，卫外不固，抗病能力弱，易于感受各种时邪。邪从口鼻而入，形成流行性腮腺炎、风疹、水痘、痢疾等传染病；且易于在儿童中相互感染，造成流行。

4. 禀赋不足　小儿气血未充，肾气未固。肾藏精，主骨，为先天之本，直接关系到小儿脑、骨、发、耳、齿的发育和功能及其生长发育和性功能的成熟。临床多见由先天禀赋不足而导致的疾病，如小儿五迟、五软、解颅、遗尿等。

5. 易受惊恐　小儿生理上心神怯弱，容易发生惊惕不宁的疾病，如夜惊、儿童注意缺陷多动障碍等；小儿肝阴不足，柔不济刚，病理上易感外邪，各种外邪均易从阳化火，内陷心包，易出现谵语、神昏等；引动肝风，易出现痫证、惊风等。因此，儿科临床上常说心常有余、肝常有余，就是对这一病理特点的概括。

二、中医儿科疾病一般护理常规

常见中医儿科疾病的一般护理常规有以下几个方面。

1. 病室环境清洁、舒适、温馨、安静，陈设适宜，保证安全，以适应患儿。严格执行消毒隔离制度，做好床位的消毒处理，预防院内交叉感染。根据疾病性质调节适宜的温、湿度。根据病种、病情安排病室，护送患儿到指定床位休息。

2. 向患儿及家长介绍病室环境及设施的使用方法、作息时间、探视相关制度及主管医生和护士，并及时通知其主管医生。

3. 做好有关儿童的预防保健卫生常识的宣教工作，使其了解病情、治疗、护理方法和保健知识，并向家属询问患儿病史及生活特点、饮食习惯和个性爱好，以积极配合治疗。

4. 新入院患儿即刻测量体温、脉搏、呼吸、血压及体重，做好护理记录。

（1）新入院患儿每日测体温、脉搏、呼吸 3 次，连续 3 天。

（2）如体温 37.5℃以上者，每日测体温、脉搏、呼吸 4 次。

（3）如体温 39℃以上者，每 4 小时测体温、脉搏、呼吸 1 次，或遵医嘱执行。

（4）体温正常 3 日后，每日测体温、脉搏、呼吸 1 次，或遵医嘱执行。

（5）危重患儿生命体征监测遵医嘱执行。

5. 遵医嘱留取 24 小时血、尿、便常规等标本送验。

6. 遵医嘱执行分级护理。

7. 定时巡视病房，做好护理记录。

（1）严密观察患儿的神志、面色、生命体征、囟门、哭声、指纹、舌脉、二便等变化，如发现异常，应报告医生，并配合抢救。

（2）注意观察分泌物、排泄物、治疗效果及药物的不良反应等，如发现异常，及时报告医生。

（3）了解患儿在生活起居、饮食、睡眠和情志等方面的问题，实施相应的护理措施。

8. 每日记录大便次数 1 次，每周测体重 1 次，或遵医嘱执行。

9. 遵医嘱给药，服药的时间、温度和方法依病情、药性而定，注意观察服药后的效果反应，并向患儿及家长做好药物相关知识的宣教。

10. 患儿入院后视病情允许沐浴。以后定期擦洗或沐浴，冬季每周 1 次，夏季每天 1 次。每天早、晚护理时可局部擦洗。饭前、便后为卧床患儿洗手，衣服及被褥、床单应及时更换。

11. 遵医嘱给予饮食护理，指导饮食宜忌。

12. 关心患儿，做好情志护理。

13. 做好出院指导，并征求意见。

三、中医儿科疾病举要

积滞

小儿积滞，是指内伤饮食，停聚中焦，积而不化，气滞不行所形成的一种脾系疾病。临床以不思乳食，食而不化，脘腹胀满，嗳气酸腐，大便溏薄或秘结酸臭为主要特征。一般来说，伤于乳食，经久不愈，病情进展，可变成积；积久不消，迁延失治，形体日渐羸瘦，可转化成疳。西医学的“小儿营养不良”可参照本病辨证施护。

1. 乳食内积

证候表现：乳积者不欲吮乳，呕吐乳片，口中有乳酸味，腹满胀痛，大便酸臭或便秘；食积者呕吐酸馊食物残渣，腹部胀痛拒按，夜卧不安，烦躁多啼，小便短黄，或伴低热，舌红苔腻，脉弦滑，指纹紫滞。

治法方药：消乳化食，导滞和中。乳积者用消乳丸，食积者用保和丸。

调护方法：外用炙黄芪、鸡内金、山楂、焦麦芽各 5g，炒山药 10g 研末，调成糊状，敷贴于脐部，以胶布固定，每周 2 次，10 次为一疗程。可将神曲 10g，水煎取汁，入粳米同煮为粥，分次服；亦可用山楂 15g，煎取浓汁，加入粳米煮粥，粥成后加白糖调味，分次服。配合捏脊疗法，亦可辅以揉按足三里、中脘、内关等。此证患儿生活环境要舒适清洁，增加户外活动。纠正其不良的饮食习惯，定时进食，建立规律性的生活习惯。

2. 脾虚夹积

证候表现：面色萎黄，形体消瘦，体倦乏力，夜卧不安，不思乳食，食则饱胀，腹满喜按，大便稀溏酸腥，夹有乳片或不消化食物残渣，舌淡苔白腻，脉细滑，指纹淡滞。

治法方药：健脾助运，消食化积。健脾丸加味。

调护方法：可用怀山药粉、鸡内金粉按 2 ∶ 1 混匀冲服，每次 1 ～ 2g，每日 1 次；亦可用肉豆蔻与粳米煮粥，待粥成后加入生姜少许，早晚温服；或用山药、莲子各 10g，大枣 5 枚，粳米适量煮粥，分次服用。可用炙黄芪、鸡内金、山楂各 5g，炒扁豆、山药各 10g，研末，调成糊状，敷贴于脐部，以胶布固定，每周 2 次，10 次为一疗程。艾条温和灸足三里、中脘、内关、脾俞、胃俞、气海等；也可采用捏脊疗法，辅以揉按足三里、内关、中脘、脾俞、胃俞等。根据患儿年龄，供给营养丰富且易消化的食物。生活环境要舒适清洁，保证充足的睡眠。

积滞患儿的护理，要注意观察其精神、面色、体重、腹胀、肢温、哭声、饮食、毛发情况，大便的次数、性状、有无消化不良食物，以及患儿有无咬牙吮指、揉眉、挖鼻等现象。中药汤剂宜温服，可配合捏脊疗法。呕吐者，给予生姜汁数滴，加少许糖水服用；腹胀痛者，可用手掌在患儿腹部及脐周顺时针按摩；3 天以上未大便者，可用甘油栓或开塞露通便；脾虚者可常灸足三里。提倡母乳喂养，定时定量，合理喂养。乳食内积患儿应暂时控制饮食，给予药物调理，积滞消除后，逐步恢复正常饮食。食物宜营养丰富，易消化，少食多餐，定时定量，忌生冷、油腻及坚硬食物。关心患儿，注意情志疏导，对性情急躁、脾气怪癖的患儿应耐心诱导，使之配合治疗。

自 测 题

单项选择题

1. 风寒感冒的治法是
   A. 温肺散寒，化痰平喘
   B. 辛温解表，宣肺散寒
   C. 补肺固卫
   D. 补肾摄纳
   E. 滋阴润肺
2. 下列除哪项外，均为风寒感冒与风热感冒的主要鉴别依据
   A. 恶寒发热的孰轻孰重　B. 渴与不渴
   C. 汗出有无　D. 咽痛与否
   E. 恶心有无
3. 风热感冒，发热口渴不宜吃的食物是
   A. 辣椒　B. 葡萄　C. 西瓜
   D. 荔枝　E. 苹果
4. 咳嗽的辨证首先应区别
   A. 实证与虚证　B. 外感与内伤
   C. 阴证与阳证　D. 在气与在血
   E. 寒证与热证
5. 患者干咳，痰少难咯，或痰中带血，咽喉干痛或痒，唇鼻干燥，常伴头痛、鼻塞，恶风、身热，舌红少津，苔薄黄，脉浮数。其证属
   A. 痰湿犯肺　B. 痰热郁肺
   C. 风热犯肺　D. 风寒袭肺
   E. 风燥伤肺
6. 湿疮病程日久，皮损色暗或色素沉着，剧痒，或皮损粗糙肥厚，苔藓样变，伴口干不欲饮，纳差腹胀。舌淡，苔白，脉细弦。治法应
   A. 健脾，利湿，止痒
   B. 清热利湿，祛风止痒
   C. 养血，祛风，止痒
   D. 活血祛瘀，祛风止痒
   E. 温阳化气，渗湿止痒
7. 寒为阴邪，易伤阳气，主收引凝滞，易使气血阻滞不通导致妇科何病的发生
   A. 痛经　B. 月经先期
   C. 经行发热　D. 月经过多
   E. 经行水肿
8. 屈某，女，22岁，经期少腹胀痛拒按，疼痛剧烈，经色紫红或紫黑，有血块，块下痛减，舌质暗、脉弦涩。饮食护理选用
   A. 桂圆生姜粥　B. 桃仁当归粥
   C. 党参红枣红糖汤　D. 薏苡仁粥
   E. 党参枸杞粥
9. 带下量多，色白或淡黄，质稀薄，无臭气，绵绵不断，神疲倦怠，四肢不温，纳少便溏，两足浮肿，舌质淡，苔白腻，脉缓弱，食疗方法宜选用
   A. 山药薏苡仁粥　B. 桃仁当归粥
   C. 莲子百合粥　D. 蕺菜粳米粥
   E. 小茴香干姜糖汤
10. 积滞在护理时需观察的是
    A. 重点观察睡眠、精神状态和大便情况
    B. 重点观察食欲、呕吐物、精神状态、体重、腹胀有无及大便情况
    C. 重点观察热势高低，腮部肿胀增减，有无神志改变及睾丸胀痛
    D. 重点观察遗尿次数、尿量颜色等情况
    E. 重点观察大便的质、量、色、次数和伴随症状
11. 小儿脏腑娇嫩，形气未充，最易发生疾病的脏腑是
    A. 心、脾、肾　B. 心、肺、脾
    C. 肝、脾、肾　D. 肺、脾、肾
    E. 心、肺、肝
12. 肾藏精，主骨，为先天之本，直接关系到小儿的哪些器官和功能
    A. 脑、骨、发　B. 生长发育
    C. 耳、齿　D. 性功能的成熟
    E. 以上都是

（郝志红）

实训指导

实训1　诊法训练

【实训目标】

1. 掌握正确的舌诊、脉诊方法。

2. 熟悉正常舌象、脉象。

3. 了解常见病理性舌象、脉象的特征与临床意义。

【实训地点】　中医实训室。

【实训学时】　1学时。

【实训准备】

1. 学生着装整洁，修剪指甲，不戴首饰，洗手。

2. 学生理论课四诊和辨证的内容已讲授完毕。

3. 舌象模型2套、无菌压舌板、脉枕10个、脉诊仪2台、舌诊及脉诊录像资料。

4. 环境安静清洁，自然光线充足，温、湿度适宜。

【实训步骤】

1. 舌诊

（1）集中观看多媒体舌诊录像资料。

（2）在教师指导下，学生分两组观看舌象模型，教师指导学生认识常见病理性舌象特征。

（3）学生分多个小组开展同学之间互相望舌，加深对正常舌象的认识，能够辨出同学中的病理舌象。教师及时对病理舌象给予正确指导，使学生认识病理舌象的特征及其临床意义。

（4）实训小结，教师根据学生操作点评。

2. 脉诊

（1）集中观看多媒体脉诊录像资料。

（2）教师示范诊脉操作方法，选择合适的自然光线，患者（学生）取坐位或仰卧位，手臂与心脏同一水平，直腕，手心向上，腕关节背置于脉枕上，教师与患者（学生）侧向坐。教师左手诊其右脉，右手诊其左脉。中指以桡骨茎突处定关，示指按寸、无名指按尺。三指端平齐略呈弓形，以指腹切按脉体，仔细体会举、按、寻之间的变化，时间应不少于1分钟，最好是3～4分钟。

（3）在教师指导下，分小组开展活动。同学之间互相诊脉，加深对正常脉象的认识。

（4）对学生提出的不同脉象，教师根据学生具体情况，及时给予对脉象的解读。

（5）教师指导运用脉诊仪，学生分组触摸、体会常见病脉特征。

（6）实训小结，教师根据学生操作点评。

（7）学生书写实训报告。

实训2　常用中药识别与中药煎煮法

【实训目标】

1. 识别常用中药。

2. 掌握中药的煎煮方法和注意事项。

【实训地点】　中药实训室。

【实训学时】　2学时。

【实训准备】

1. 学生着装整齐，修剪指甲，不戴首饰，洗手。

2. 常用中药饮片、中药标本、记录表格。

3. 中药标本室清洁，空气新鲜，光线充足，物品摆放整齐有序。

4. 煎药物品准备　煎药电砂锅10个、中药饮片10服、搅拌器10个、药杯10个、滤药篦子10个、煎药用水（自来水或纯净水）。

5. 煎药实训场所通风及消防安全设施良好。

【实训步骤】

1. 识别常用中药

（1）教师对常见中药形态特征进行讲解。

（2）学生分组观察标本，相互讨论其性状鉴别等特征，教师巡视指导。

（3）教师面对药斗柜讲解中药饮片的分布。

（4）实训后清点物品、器材，实训小结，教师根据学生操作点评。

2. 中药煎煮法

（1）教师讲解中药煎煮时的操作要领，中药饮片先凉水浸泡30分钟左右，饮片含水后，水面淹没药面约2cm（水在熬前加好，熬制过程中尽量不加凉水），武火煮沸后改用文火，盖上盖子，熬制20分钟左右（解表药15分钟即可；滋补药30分钟左右），熬药过程中盖子尽量不打开，搅动的时候可以打开，不宜频繁打开锅盖，以防成分挥发。熬制过程中需要专人看守，防止药液溢出。蓖出一煎汤药倒入药杯，药渣中加凉水如上法再煎，再蓖出二煎汤药，两次煎出的药液混合，用滤药篦子过滤，放冰箱低温保存。每次熬出的汤药大约200ml，一剂药熬两次后，汤液共400～500ml。

先煎　质地较重的药，药物成分较难析出，需要久煎，第一煎时，单独放砂锅中加水煎煮20～30分钟，然后将其他泡好的药倒入锅中一起煎煮。

后下　质地较轻的药，不耐煎煮，药物成分久煎易挥发掉，第一煎时，在其他群药将要熬好前5分钟放入锅中，一起煎煮5分钟即可。

（2）学生3～5人为一个小组领煎药用具，按照煎药要领各组熬制汤药。

（3）实训后清点物品、器材，倒掉药渣，清洗用具，放归原处。

（4）实训小结，教师根据学生操作情况点评。

（5）学生书写实训报告。

实训3　针刺、艾灸、拔罐操作方法

【实训目标】

1. 通过针刺练习，掌握针刺护理的操作方法（进针法、行针法、出针法）。

2. 熟悉针刺异常情况的处理。

3. 掌握艾炷灸、艾条灸的操作。

4. 掌握闪火法拔罐的方法。

【实训地点】 中医实训室。

【实训学时】 2学时。

【实训准备】

1. 学生着装整洁，修剪指甲，不戴首饰，洗手。

2. 学生自备练针用纸垫。

3. 学生复习合谷、内关、曲池、足三里、神阙、关元等穴的定位，以及晕针等异常情况的处理。

4. 实训室用物准备　治疗床或椅、治疗盘、皮肤消毒液、无菌棉签、各种一次性毫针、艾条、艾绒、打火机、酒精灯、大支香、镊子、凡士林、盐、生姜片、灭火小口瓶、玻璃罐、点火棒、酒精棉球、酒精灯、治疗碗（内盛1/3水）、弯盘，必要时备屏风。

5. 实训室环境准备　安静、整洁，光线充足，温、湿度适宜。

【实训步骤】

学生分2组，带教老师2名。一位老师指导针刺操作要领，另一位老师指导艾灸、拔罐操作要领，操作合格的学生换组学习。

1. 针刺操作方法

（1）教师示教、讲解

1）讲解实训流程：第一步纸垫练针；第二步自身、相互试针，学生可根据情况选择合谷、内关、曲池、足三里中的1～2个穴位进行针刺，在针刺过程中仔细体会进针、行针、出针手法及得气感。

2）演示并讲解实训过程

①纸垫练针示教。

②人体练针示教，针刺护理操作过程的流程演示及注意事项；选取体位，暴露针刺部位；选穴、定位、消毒、选针、进针、行针、留针10～20分钟；观察有无异常情况，掌握其处理方法；起针后核对针数，洗手记录。

③强调树立无菌观念，对针具和手指、穴位的皮肤进行严格消毒。

3）提醒可能发生的晕针、滞针、弯针等异常情况及处理方法。

（2）学生练习，学生组成小组，每组4～5人，选出一名组长，督促和观察组员情况。各组学生按要求练习，体会和交流针刺手法及针感并做记录。

（3）带教教师注意巡视，出现针刺异常情况应及时处理。

（4）实训小结，教师对学生存在的不足，进行评价矫正。

2. 艾灸操作方法

（1）教师示教，教师边讲解边演示。

1）艾炷灸

第一步，制作大艾炷（如蚕豆大）。

第二步，艾炷灸操作，包括直接灸和间接灸。

①直接灸：包括瘢痕灸与无瘢痕灸，实训操作无瘢痕灸。

选穴　合谷、曲池、足三里、关元中任选1穴操作演示。

操作　将大艾炷置于穴位上，连续灸3～7壮，以局部皮肤出现轻度红晕为度。

②间接灸：实训操作隔盐灸。

选穴　神阙。

操作　将食盐填敷于穴位上，使其与脐平，上置艾炷施灸；或可在盐上再置一薄姜片，上置艾炷施灸。

2）艾条灸

选穴　合谷、曲池、足三里、关元中任选1穴操作演示。

操作　温和灸：距皮肤2～3cm，灸3～5分钟，至皮肤出现红晕为度。

雀啄灸：一上一下地连续移动，像鸟啄食一样施灸。

回旋灸：左右方向移动或反复旋转施灸。

操作过程中注意掌握施灸时间，防止烫伤，艾条灸随时调节施灸距离。

（2）学生练习，学生组成小组，每组4～5人，选出一名组长，督促和观察组员情况。各组学生按要求练习，体会艾灸操作方法及灸后的感觉并做记录。

（3）带教教师注意巡视，防止出现意外情况，注意火源安全。

（4）实训小结，教师根据学生操作情况点评。

3. 拔罐操作

（1）教师示教，教师边讲解边演示。

选择部位　肩颈、背腰任选一部位操作演示。

操作内容　闪火法吸拔：动作迅速，注意瓶口不要烧热，以免烫伤皮肤。

留罐：5～15分钟。

（2）学生练习，学生组成小组，每组4～5人，选出一名组长，督促和观察组员情况。各组学生按要求练习，体会拔罐操作方法及拔罐后的感觉并做记录。

（3）带教教师要巡视指导，防止出现意外情况，注意火源安全。

（4）实训小结，教师根据学生操作情况点评，对学生存在的不足，予以矫正。

（5）学生书写实训报告。

实训4　推拿、刮痧操作方法

【实训目标】

1. 通过推拿手法练习，掌握常见推拿手法的操作方法。

2. 掌握刮痧的操作方法。

【实训地点】　中医实训室。

【实训学时】　2学时。

【实训准备】

1. 要求学生着装整洁，修剪指甲，不戴首饰，洗手。

2. 要求学生复习膀胱经在躯干的分布。

3. 实训室用物准备　按摩床、按摩巾、治疗盘、皮肤消毒液、刮痧油、刮痧板、纸巾、毛巾。必要时备屏风。

4. 实训室环境准备　安静、整洁，光线充足，温、湿度适宜。

【实训步骤】

学生分2组，带教老师2名。一位老师指导刮痧操作要领，另一位老师指导推拿操作要领，操作合格的学生换组学习。

（一）推拿

1. 教师示教　教师边演示边讲解。

选择部位　肩、背、腰、胸腹、四肢，选择不同部位，操作演示不同手法。

操作内容　摆动类手法：㨰法、揉法。

摩擦类手法：擦法、推法。

振动类手法：抖法。

挤压类手法：按法、拿法。

叩击类手法：拍法。

依次练习各类推拿手法，注意操作动作要领，如压力、频率、摆动幅度、操作的顺序、时间要求等；随时询问患者的反应，及时调整或停止操作；体会和交流推拿后的感觉并记录。

2. 学生练习　2人一小组，一人为施术者，一人为被施术者，推拿结束后，两人再交换角色。

3. 教师巡视随时指导，及时指正操作手法。

4. 实训小结　教师根据学生操作点评。

（二）刮痧

1. 教师示教　教师边演示边讲解。

选择部位　肩颈、背腰、胸腹、四肢部，选其中一部位操作演示。

操作内容　如刮拭背部，沿脊柱两侧先自上而下各刮 20 ～ 30 次，至皮肤出现红紫斑纹，再依次沿肋间隙由里向外各刮 15 次左右，使脊椎两侧各出现 6 ～ 8 条弧形斑纹。

2. 学生练习　学生组成小组，每组 4 ～ 5 人，选出一名组长，督促和观察组员情况。各组学生按要求练习，体会刮痧操作方法及刮后的感觉并做记录。

3. 教师巡视随时辅导，及时发现晕刮的学生，并予以相应处理。

4. 实训小结　教师根据学生操作点评。

5. 学生书写实训报告。

（王　蓉　龙正英　王玉红）

主要参考文献

封银曼，马秋平，2018. 中医护理 . 3 版 . 北京：人民卫生出版社 .

李正安，2012. 中医护理基础 . 3 版 . 北京：科学出版社 .

梁繁荣，工华，2016. 针灸学 . 北京：中国中医药出版社 .

刘桂英，马秋平，2016. 中医护理学 . 3 版 . 北京：科学出版社 .

刘桂瑛，2020. 中医护理学 . 3 版 . 北京：科学出版社 .

刘全生，2018. 中医学基础 . 3 版 . 北京：人民卫生出版社 .

马秋平，2016. 中医护理基础 . 4 版 . 北京：科学出版社 .

申惠鹏，2011. 中医护理 . 2 版 . 北京：高等教育出版社 .

伍利民，郝志红，2017. 中医学基础 . 3 版 . 北京：科学出版社 .

徐袁明，邱翠琼，2019. 中医护理学 . 2 版 . 北京：人民卫生出版社 .

张开礼，赵金芬，2014. 中医护理学 . 南京：江苏大学出版社 .

张雅丽，2015. 中医护理 . 上海：复旦大学出版社 .

自测题选择题参考答案

绪论

1. A　2. B　3. D　4. E　5. A　6. C

第 1 章

1. C　2. E　3. B　4. C　5. D　6. A　7. D　8. E　9. B　10. E　11. C　12. A　13. B

第 2 章

1. D　2. B　3. A　4. B　5. B　6. D　7. E　8. A　9. A　10. D　11. D　12. B　13. A　14. C　15. D　16. C　17. C　18. C　19. C　20. A　21. D　22. C　23. D　24. C　25. A　26. B　27. B　28. A　29. C　30. A　31. D　32. B

第 3 章

1. D　2. C　3. B　4. E　5. E　6. C　7. A　8. A

第 4 章

1. D　2. E　3. C　4. D　5. D　6. B　7. A　8. C　9. E　10. C　11. B　12. E　13. E

第 5 章

1. C　2. B　3. E　4. A　5. D　6. D　7. B　8. C　9. A　10. E　11. A　12. B　13. C　14. D　15. D

第 6 章

1. B　2. C　3. D　4. A　5. D　6. C　7. B　8. E　9. D　10. A　11. D　12. D　13. B　14. B　15. B　16. B　17. A　18. A　19. E　20. C

第 7 章

1. B　2. E　3. A　4. D　5. C　6. A　7. B　8. C　9. B　10. D　11. C　12. E　13. A

第 8 章

1. A　2. B　3. B　4. C　5. E　6. A　7. C　8. C　9. D　10. E　11. B　12. E　13. D　14. A　15. E

第 9 章

1. B　2. A　3. D　4. C　5. E　6. D　7. D　8. B　9. A　10. D　11. E　12. D　13. C　14. E　15. C　16. D　17. C　18. E　19. A　20. E　21. A　22. C　23. A　24. D　25. C

第 10 章

1. B　2. E　3. A　4. B　5. E　6. C　7. A　8. B　9. A　10. B　11. D　12. E